【国学精粹珍藏版】

本草纲目

李志敏⊙主编

卷三

◎尽览中国古典文化的博大精深

◎读传世典籍，赢智慧人生

——受益终生的传世经典

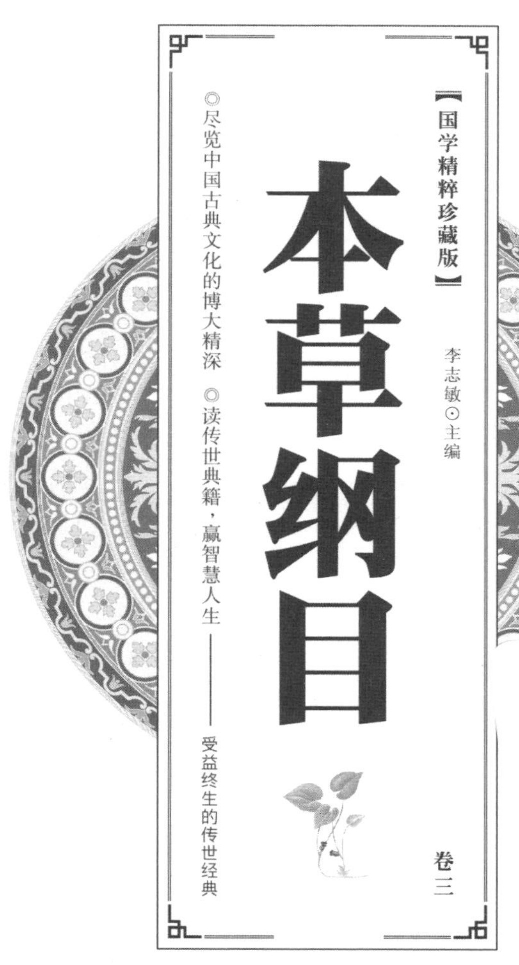

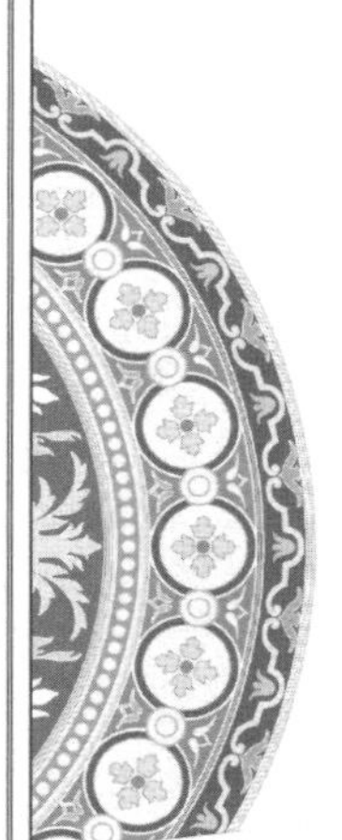

民主与建设出版社

天　麻（宋《开宝》）

【校正】

天麻，系宋本重出，今并为一。

【释名】

赤箭芝（《药性》）

独摇芝（《抱朴子》）

定风草（《药性》）

离母（《本经》）

合离草（《抱朴子》）

神草（《吴普》）

鬼督邮（《本经》）

〔弘景曰〕赤箭，亦是芝类。其茎如箭杆，赤色，叶生其端。根如人足，又云如芋，有十二子为卫。有风不动，无风自摇。如此，亦非俗所见。而徐长卿亦名鬼督邮。又有鬼箭，茎有羽，其主疗并相似，而益大乖异，并非此赤箭也。

〔颂曰〕按《抱朴子》云：仙方有合离草，一名独摇芝，一名离母。所以谓之合离、离母者，此草下根如芋魁，有游子十二枚周环之，以仿十二辰也。去大魁数尺，皆有细根如白发，虽相须而实不相连，但以气相属尔。如菟丝之草，下有伏菟之根，无此，则丝不得上，亦不相属也。然则赤箭之异，陶隐居已云非俗所见，菟丝之下有伏菟，亦不闻有见者，殆其种类，时有神异者而如此尔。

〔时珍曰〕赤箭，以状而名；独摇、定风，以性异而名；离母、合离，以根异而名；神草、鬼督邮，以功而名。天麻即赤箭之根，《开宝本草》重出一条，详后集解下。

【集解】

《别录》曰：赤箭生陈仓川谷、雍州及太山少室。三月、四月、八月采根，暴干。

〔弘景曰〕陈仓，今属雍州扶风郡。

〔志曰〕天麻，生郓州、利州、太山、崂山诸处，五月采根暴干。叶如芍药而小，当中抽一茎，直上如箭杆。茎端结实，状若续随子。至叶枯时，子黄熟。其根连一二十枚，犹如天门冬之类。形如黄瓜，亦如芦菔，大小不定。彼人多生啖，或蒸煮食之。今多用郓州者佳。

〔恭曰〕赤箭，是芝类。茎似箭杆，赤色。端有花，叶赤色，远看如箭有羽。四月开花，结实似枯苦楝子，核作五六棱，中有肉如面，日暴则枯萎。其根皮肉汁，大类天门冬，惟无心脉尔。去根五六寸，有十余子卫之，似芋，可生啖之，无干服之法。

〔颂曰〕赤箭，今江湖间亦有之，然不中药用。其苗如苏恭所说，但《本经》云：三月、四月、八月采根，不言用苗。而今方家乃三月、四月采苗，七月、八月、九月采根，与《本经》参差不同，难以兼著，故但从今法。又曰：天麻，今汴京东西、湖南、淮南州郡皆有之。春生苗，初出若芍药，独抽一茎直上，高三四尺，如箭杆状，青赤色，故名赤箭芝。茎中空，依半以上，贴茎微有尖小叶。梢头生成穗，开花结子，如豆粒大。其子至夏不落，却透虚入茎中，潜生土内。其根形如黄瓜，连生一二十枚，大者至重半斤，或五六两。其皮黄白色，名曰龙皮。肉名天麻，二月、三月、五月、八月内采。初得乘润刮去皮，沸汤略煮过，暴干收之。嵩山、衡山人，或取生者，蜜煎作果食，甚珍之。

〔宗奭曰〕赤箭，天麻苗也。与天麻治疗不同，故后人分为二条。

〔承曰〕今医家见用天麻，即是赤箭根。《开宝本草》又于中品出天麻一条，云出郓州。今之赤箭根苗，皆自齐、郓而来者为上。苏颂《图经》所载天麻之状，即赤箭苗之未长大者也。赤箭用苗，有自表入里之功；天麻用根，有自内达外之理；根则抽苗径直而上，苗则结子成熟而落，返从杆中而下，至土而生，此粗可识其外内主治之理。今翰林沈括最为博识，尝云：古方用天麻不用赤箭，用赤箭不用天麻，则天麻、赤箭本为一物明矣。

〔机曰〕赤箭、天麻，一物也，《经》分为二，以根与苗主治不同也。产不同地者，各有所宜也。

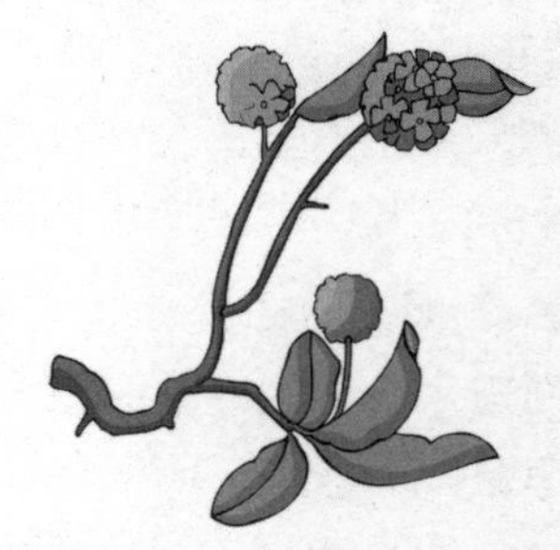

〔时珍曰〕《本经》止有赤箭，后人称为天麻。甄权《药性论》云：赤箭芝一名天麻，本自明白。宋人马志《重修本草》，重出天麻，遂致分辨如此。沈括《笔谈》云：《神农本草》明言赤箭采根，后人谓其根如箭，疑当用茎，盖不然也。譬如鸢尾、牛膝，皆因茎叶相似，则用其根，何足疑哉？上品五芝之外，补益上药，赤箭为第一。世人惑于天麻之说，遂止用之治风，良可惜哉。沈公此说虽是，但根、茎并皆可用。天麻子从茎中落下，俗名还筒子。其根暴干，肉色坚白，如羊角色，呼羊角天麻；蒸过黄皱如干瓜者，俗呼酱瓜天麻，皆可用者。一种形尖而空，薄如玄参状者，不堪用。《抱朴子》云：独摇芝，生高山深谷之处，所生左右无草。其茎大如手指，赤如丹素。叶似小苋。根有大魁如斗，细者如鸡子十二枚绕之。人得大者，服之延年。按此乃天麻中一种神异者，如人参中之神参也。

〔斅曰〕凡使天麻，勿用御风草，二物相似，只是叶、茎不同。御风草根茎斑，叶背白有青点。使御风草，即勿使天麻。若同用，令人有肠结之患。

【正误】

〔藏器曰〕天麻，生平泽，似马鞭草，节节生紫花。花中有子，如青葙子。子性寒，作饮去热气；茎叶，捣傅痈肿。

〔承曰〕藏器所说，与赤箭不相干，乃别一物也。

〔时珍曰〕陈氏所说，乃一种天麻草，是益母草之类是也。《嘉祐本草》误引入天麻下耳。今正其误。

【修治】

〔斅曰〕修事天麻十两，锉，安于瓶中。用蒺藜子一镒，缓火熬焦，盖于天麻上，以三重纸封系，从巳至未取出，蒺藜炒过，盖系如前，凡七遍。用布拭上气汗，刀劈焙干。单捣用。若用御风草，亦同此法。

〔时珍曰〕此乃治风痹药，故如此修事也。若治肝经风虚，惟洗净，以湿纸包，于糠火中煨熟，取出切片，酒浸一宿，焙干用。

赤箭

【气味】

辛，温，无毒。

〔志曰〕天麻：辛、平，无毒。

〔大明曰〕甘，暖。

〔权曰〕赤箭芝，一名天麻。味甘，平，无毒。

〔好古曰〕苦，平，阴中之阳也。

【主治】

杀鬼精物，蛊毒恶气。久服益气力，长阴肥健（《本经》）。

轻身增年，消痈肿，下支满，寒疝下血（《别录》）。

天麻：主诸风湿痹，四肢拘挛，小儿风痫惊气，利腰膝，强筋力。久服益气，轻身长年（《开宝》）。

治冷气㾓痹，瘫痪不随，语多恍惚，善惊失志（甄权）。

助阳气，补五劳七伤，鬼疰，通血脉，开窍。服食无忌（大明）。

治风虚眩晕头痛（元素）。

【发明】

〔杲曰〕肝虚不足者，宜天麻、芎䓖以补之。其用有四：疗大人风热头痛，小儿风痫惊悸，诸风麻痹不仁，风热语言不遂。

〔时珍曰〕天麻，乃肝经气分之药。《素问》云：诸风掉眩，皆属于木。故天麻入厥阴之经而治诸病。按萝天益云：眼黑头旋，风虚内作，非天麻不能治。天麻乃定风草，故为治风之神药。今有久服天麻药，遍身发出红丹者，是其祛风之验也。

〔宗奭曰〕天麻，须别药相佐使，然后见其功，仍须加而用之。人或蜜渍为果，或蒸煮食，当深思则得矣。

【附方】新二。

天麻丸消风化痰，清利头目，宽胸利膈。治心忪烦闷，头运欲倒，项急，肩背拘倦，神昏多睡，肢节烦痛，皮肤瘙痒，偏正头痛，鼻齆，面目虚浮，并宜服之。天麻半两，芎䓖二两。为末，炼蜜丸如芡子大。每食后嚼一丸，茶、酒任下。(《普济方》)

腰脚疼痛天麻、半夏、细辛各二两。绢袋二个，各盛药令匀，蒸热，交互熨痛处。汗出则愈。数日再熨。(《卫生易简方》)

还筒子

【主治】

定风补虚，功同天麻（时珍）。

【附方】新一。

益气固精补血，黑发，益寿，有奇效。还筒子半两，芡实半两，金银花二两，破故纸（酒浸，春三、夏一、秋二，冬五日，焙，研末）二两。各研末，蜜糊丸梧子大。每服五十丸，空心盐汤、温酒任下。郑西泉所传方。(邓才《杂兴方》)

远　志（《本经》上品）

【释名】

苗名小草（《本经》）

细草（《本经》）

棘菀（《本经》）

葽绕（《本经》）

〔时珍曰〕此草服之能益智强志，故有远志之称。《世说》载谢安云：处则为远志，出则为小草。《记事珠》谓之醒心杖。

【集解】

《别录》曰：远志，生太山及冤句川谷。四月采根、叶，阴干。

〔弘景曰〕冤句，属兖州济阴郡。今此药犹从彭城北兰陵来。用之去心取皮，一斤止得三两尔。亦入仙方用。小草，状似麻黄而青。

〔志曰〕茎叶似大青而小。比之麻黄，陶不识也。

〔禹锡曰〕按《尔雅》云：葽绕，棘菀。郭璞注云：今远志也。似麻黄，赤华，叶锐而黄。其上谓之小草。

〔颂曰〕今河、陕、洛西州郡亦有之。根形如蒿根，黄色。苗似麻黄而青，又如毕豆。叶亦有似大青而小者。三月开白花。根长及一尺。泗州出者，花红，根叶俱大于他处。商州出者，根乃黑色。俗传夷门出者最佳。四月采根，晒干。古方通用远志、小草。今医但用远志，稀用小草。

〔时珍曰〕远志有大叶、小叶二种，陶弘景所说者，小叶也；马志所说者，大叶也。大叶者，花红。

根

【修治】

〔敩曰〕凡使，须去心，否则令人烦闷。仍用甘草汤浸一宿，暴干或焙干用。

【气味】

苦，温，无毒。

〔之才曰〕远志、小草，得茯苓、冬葵子、龙骨良。畏珍珠、藜芦、蜚蠊、齐蛤。

〔弘景曰〕药无齐蛤，恐是百合也。

〔权曰〕是蛴螬也。

〔恭曰〕《药录》下卷有齐蛤，陶说非也。

【主治】

咳逆伤中，补不足，除邪气，利九窍，益智慧，耳目聪明，不忘，强志倍力。久服轻身不老（《本经》）。

利丈夫，定心气，止惊悸，益精，去心下膈气，皮肤中热，面目黄（《别录》）。

杀天雄、附子、乌头毒，煎汁饮之(之才)。

治健忘，安魂魄，令人不迷，坚壮阳道(甄权)。

长肌肉，助筋骨，妇人血噤失音，小儿客忤（《日华》）。

肾积奔豚（好古）。

治一切痈疽（时珍）。

叶

【主治】

益精补阴气，止虚损梦泄（《别录》）。

【发明】

〔好古曰〕远志，肾经气分药也。

〔时珍曰〕远志，入足少阴肾经，非心经药也。其功专于强志益精，治善忘。盖精与志，皆肾经之所藏也。肾经不足，则志气衰，不能上通于心，故迷惑善忘。《灵枢经》云：肾藏精，精合志。肾盛怒而不止则伤志，志伤则喜忘其前言，腰脊不可以俯仰屈伸，毛悴色夭。又云：人之善忘者，上气不足，下气有余，肠胃实而心肺虚，虚则营卫留于下，久之不以时上，故善忘也。陈言《三因方》远志酒，治痈疽，云有奇功，盖亦补肾之力尔。葛洪《抱朴子》云：陵阳子仲服远志二十年，有子三十七人，开书所视记而不忘。

【附方】旧三，新四。

心孔昏塞多忘善误。丁酉日密自至市买远志，着巾角中，还为末服之，

勿令人知。(《肘后方》)

胸痹心痛逆气膈中，饮食不下。小草丸：用小草、桂心、干姜、细辛、蜀椒（炒，出汗）各三两，附子二分（炮）。六物捣，下筛，蜜和丸梧子大。先食米汁下三丸，日三服，不知稍增。以知为度。忌猪肉、冷水、生葱、生菜。(《范汪东阳方》)

喉痹作痛远志肉为末，吹之。涎出为度。(《直指方》)

脑风头痛不可忍。远志末嗃鼻。(《宣明方》)

吹乳肿痛远志焙研，酒服二钱，以滓傅之。(《袖珍方》)

一切痈疽远志酒：治一切痈疽、发背、疖毒、恶候，侵大有死血，阴毒在中则不痛，傅之即痛。有忧怒等气积怒攻则痛不可忍，傅之即不痛。或蕴热在内，热逼人手不可近，傅之即清凉。或气虚冷，溃而不敛，傅之即敛。此本韩大夫宅用以救人方，极验。若七情内郁，不问虚实寒热，治之皆愈。用远志不以多少，米泔浸洗，捶去心，为末。每服三钱，温酒一盏调澄，少顷饮其清，以滓傅患处。(《三因方》)

小便赤浊远志（甘草水煮）半斤，茯神、益智仁各二两。为末，酒糊丸梧子大。每空心枣汤下五十丸。(《普济良方》)

丹　参（《本经》上品）

【释名】

赤参（《别录》）

山参（《日华》）

郄蝉草（《本经》）

木羊乳（《吴普》）

逐马（弘景）

奔马草

〔时珍曰〕五参五色配五脏。故人参人脾，曰黄参；沙参入肺，曰白参；玄参入肾，曰黑参；牡蒙入肝，曰紫参；丹参人心，曰赤参。其苦参，则右肾命门之药也。古人舍紫参而称苦参，未达此义尔。

〔炳曰〕丹参治风软脚，可逐奔马，故名奔马草。曾用，实有效。

【集解】

《别录》曰：丹参，生桐柏川谷及太山。五月采根，暴干。

〔弘景曰〕此桐柏在义阳，是淮水发源之山，非江东临海之桐柏也。今近道处处有之。茎方有毛，紫花，时人呼为逐马。

〔普曰〕茎叶小房如荏有毛，根赤色，四月开紫花。二月、五月采根，阴干。

〔颂曰〕今陕西、河东州郡及随州皆有之。二月生苗，高一尺许。茎方有棱，青色。叶相对，如薄荷而有毛。三月至九月开花成穗，红紫色，似苏花。根赤色，大者如指，长尺余，一苗数根。

〔恭曰〕冬采者，良；夏采者，虚恶。

〔时珍曰〕处处山中有之。一枝五叶，叶如野苏而尖，青色皱毛。小花成穗如蛾形，中有细子。其根皮丹而肉紫。

根

【气味】

苦，微寒，无毒。

〔普曰〕神农、桐君、黄帝、雷公：苦，无毒；岐伯：咸。李当之：大寒。

〔弘景曰〕久服多眼赤，故应性热，今云微寒，恐谬也。

〔权曰〕平。

〔之才曰〕畏盐水，反藜芦。

【主治】

心腹邪气，肠鸣幽幽如走水，寒热积聚。破症除瘕。止烦满。益气（《本经》）。

养血，去心腹痼疾结气，腰脊强脚痹，除风邪留热。久服利人（《别录》）。

渍酒饮。疗风痹足软（弘景）。

主中恶及百邪鬼魅，腹痛气作，声音鸣吼，能定精（甄权）。

养神定志，通利关脉，治冷热劳，骨节疼痛，四肢不遂，头痛赤眼，热温狂闷，破宿血，生新血，安生胎，落死胎，止血崩带下，调妇人经脉不匀，血邪心烦，恶疮疥癣，瘿赘肿毒丹毒，排脓止痛，生肌长肉（大明）。

活血，通心包络，治疝痛（时珍）。

【发明】

〔时珍曰〕丹参色赤味苦，气平而降，阴中之阳也。入手少阴、厥阴之经，心与包络血分药也。按《妇人明理论》云：四物汤治妇人病，不问产前、产后，经水多少，皆可通用。惟一味丹参散，主治与之相同。盖丹参能破宿血，补新血，安生胎，落死胎，止崩中带下，调经脉，其功大类当归、地黄、芎䓖、芍药故也。

【附方】旧三，新四。

丹参散治妇人经脉不调，或前或后，或多或少，产前胎不安，产后恶血不下，兼治冷热劳，腰脊痛，骨节烦疼。用丹参洗净，切晒为末。每服二钱，温酒调下。（《妇人明理方》）

落胎下血丹参十二两，酒五升，煮取三升，温服一升，一日三服。亦可水煮。（《千金方》）

寒疝腹痛小腹阴中相引痛，白汗出，欲死。以丹参一两为末。每服二钱，热酒调下。（《圣惠方》）

小儿身热汗出拘急，因中风起。

丹参半两，鼠屎（炒）三十枚。为末。每服三钱，浆水下。（《圣济总录》）

惊痫发热丹参摩膏：用丹参、雷丸各半两，猪膏二两。同煎七上七下，滤去滓盛之。每以摩儿身上，日三次。（《千金方》）

妇人乳痈丹参、白芷、芍药各二两。㕮咀，以醋淹一夜，猪脂半斤，微火煎成膏，去滓傅之。（孟诜《必效方》）

热油火灼除痛生肌。丹参八两锉，以水微调，取羊脂二斤，煎三上三下，以涂疮上。（《肘后方》）

三　七（《纲目》）

【释名】

山漆（《纲目》）

金不换

〔时珍曰〕彼人言其叶左三右四，故名三七，盖恐不然。或云本名山漆，谓其能合金疮，如漆粘物也，此说近之。金不换，贵重之称也。

【集解】

〔时珍曰〕生广西、南丹诸州番峒深山中，采根暴干，黄黑色。团结者，状略似白及；长者，如老干地黄，有节。味微甘而苦，颇似人参之味。或云：试法，以末糁猪血中，血化为水者乃真。近传一种草，春生苗，夏高三四尺。叶似菊艾而劲厚，有歧尖。茎有赤棱。夏秋开黄花，蕊如金丝，盘纽可爱，而气不香。花干则吐絮如苦荬絮。根叶味甘。治金疮折伤出血，及上下血病，甚效。云是三七，而根大如牛蒡根，与南中来者不类，恐是刘寄奴之属，甚易繁衍。

根

【气味】

甘、微苦，温，无毒。

【主治】

止血散血定痛，金刃箭伤、跌扑杖疮、血出不止者，嚼烂涂，或为末掺之，其血即止。亦主吐血衄血，下血血痢，崩中经水不止，产后恶血不下，血运血痛，赤目痈肿，虎咬蛇伤诸病（时珍）。

【发明】

〔时珍曰〕此药近时始出，南人军中用为金疮要药，云：有奇功。又云：凡杖扑伤损，淤血淋漓者，随即嚼烂，罨之即止；青肿者，即消散。若受杖时，先服一二钱，则血不冲心；杖后，尤宜服之。产后服，亦良。大抵此药气味温、甘微苦，乃阳明、厥阴血分之药，故能治一切血病，与骐驎竭、紫矿相同。

【附方】新八。

吐血衄血山漆一钱，自嚼，米汤送下。或以五分，加入八核汤。（《濒

湖集简方》)

赤痢血痢三七三钱，研末，米泔水调服。即愈。(同上)

大肠下血三七研末，同淡白酒调一二钱服，三服可愈。加五分入四物汤，亦可。(同上)

妇人血崩方同上。

产后血多山漆研末，米汤服一钱。(同上)

男妇赤眼十分重者，以山漆根磨汁，涂四围。甚妙。(同上)

无名痈肿疼痛不止，山漆磨米醋，调涂，即散。已破者，研末干涂。

虎咬虫伤山漆研末，米饮服三钱，仍嚼涂之。(并同上)

叶

【主治】

折伤跌扑出血，傅之即止；青肿，经夜即散。余功同根（时珍）。

列　当（宋《开宝》）

【释名】

栗当（《开宝》）

草苁蓉（《开宝》）

花苁蓉（《日华》）

【集解】

〔志曰〕列当生山南岩石上，如藕根，初生掘取，阴干用。

〔保升曰〕原州、秦州、渭州、灵州皆有之。暮春抽苗，四月中旬采取，长五六寸至一尺以来，茎圆白色，采取压扁，日干。

〔颂曰〕草苁蓉根与肉苁蓉极相类，刮去花，压扁以代肉者，功力殊劣。即列当也。

根

【气味】

甘，温，无毒。

【主治】

男子五劳七伤，补腰肾，令人有子，去风血，煮酒、浸酒服之（《开宝》）。

【附方】旧一。

阳事不兴栗当（好者）二斤（即列当）。捣筛毕，以好酒一斗浸之，经宿取起，随性日饮之。（昝殷《食医心镜》）

第十三卷 草部（二）

黄 连（《本经》上品）

【释名】

王连（《本经》）

支连（《药性》）

〔时珍曰〕其根连珠而色黄，故名。

【集解】

〔《别录》曰〕黄连生巫阳川谷及蜀郡太山之阳，二月、八月采根。

〔弘景曰〕巫阳在建平。今西间者色浅而虚，不及东阳，新安诸县最胜。临海诸县者不佳。用之当布裹挼去毛，今如连珠。

〔保昇曰〕苗似茶，丛生，一茎生三叶，高尺许，凌冬不凋，花黄色。江左者，节高若连珠。蜀都者，节下不连珠。今秦地及杭州、柳州者佳。

〔颂曰〕今江、湖、荆、夔州郡亦有，而以宣城九节坚重相击有声者为胜，施、黔者次之，东阳、歙州、处州者又次之。苗高一尺以来，叶似甘菊，四月开花黄色，六月结实似芹子，色亦黄。江左者根若连珠，其苗经冬不凋，叶如小雉尾草，正月开花作细穗，淡白微黄色。六月、七月根紧，始堪采。

〔恭曰〕蜀道者粗大，味极浓苦，疗渴为最。江东者节如连珠，疗痢大善。澧州者更胜。

〔时珍曰〕黄连，汉末李当之本草，惟取蜀郡黄肥而坚者为善。唐时以澧州者为胜。今虽吴、蜀皆有，惟以雅州、眉州者为良。药物之兴废不同如此。大抵有二种：一种根粗无毛有珠，如鹰鸡爪形而坚实，色深黄；一种无珠多毛而中虚，黄色稍淡。各有所宜。

根

【修治】

〔敩曰〕凡使以布拭去肉毛，用浆水浸二伏时，漉出，于柳木火上焙干用。

〔时珍曰〕五脏六腑皆有火，平则治，动则病，故有君火相火之说，其实一气而已。黄连入手少阴心经，为治火之主药：治本脏之火，则生用之；治肝胆之实火，则以猪胆汁浸妙；治肝胆之虚火，则以醋浸炒；治上焦之火，则以酒炒；治中焦之火，则以姜汁炒；治下焦之火，则以盐水或朴消研细调水和炒；治气分湿热之火，则以茱萸汤浸炒；治血分块中伏火，则以干漆末调水炒；治食积之火，则以黄土研细调水和炒。诸法不独为之引导，盖辛热能制其苦寒，咸寒能制其燥性，在用者详酌之。

【气味】

苦，寒，无毒。

〔《别录》曰〕微寒。

〔普曰〕神农、岐伯、黄帝、雷公：苦，无毒。李当之：小寒。

〔之才曰〕黄芩、龙骨、理石为之使，恶菊花、玄参、白鲜皮、芫花、白僵蚕，畏款冬、牛膝，胜乌头，解巴豆毒。

〔权曰〕忌猪肉，恶冷水。

〔敩曰〕服此药至十两，不得食猪肉；若服至三年，一生不得食也。

〔时珍曰〕道书言服黄连犯猪肉令人泄泻，而方家有猪肚黄连丸、猪脏黄连丸，岂只忌肉而不忌脏腑乎？

【主治】

热气，目痛眦伤泣出，明目，肠澼腹痛下痢，妇人阴中肿痛。久服令人不忘。（《本经》）

主五脏冷热，久下泄澼脓血，止消渴大惊，除水利骨，调胃厚肠益胆，疗口疮。（《别录》）

治五劳七伤，益气，止心腹痛，惊悸烦躁，润心肺，长肉止血，天行热疾，止盗汗并疮疥，猪肚蒸为丸，治小儿疳气，杀虫。（《大明》）

羸瘦气急。（藏器）

治郁热在中，烦躁恶心，兀兀欲吐，心下痞满。（元素）

主心病逆而盛，心积伏梁。（好古）

去心窍恶血，解服药过剂烦闷及巴豆、轻粉毒。（时珍）

【发明】

〔元素曰〕黄连性寒味苦，气味俱厚，可升可降，阴中阳也，入手少阴经。其用有六：泻心脏火一也，去中焦湿热二也，诸疮必用三也，去风湿四也，赤眼爆发五也，止中部见血六也。张仲景治九种心下痞，五等泻心汤，皆用之。

〔成无已曰〕苦入心，寒胜热，黄连、大黄之苦寒，以导心下之虚热。蛔得甘则动，得苦则安，黄连、黄檗之苦，以安蛔也。

〔好古曰〕黄连苦燥，苦入心，火就燥。泻心者其实泻脾也，实则泻其子也。

〔震亨曰〕黄连去中焦湿热而泻心火，若脾胃气虚，不能转运者，则以茯苓、黄芩代之。以猪胆汁拌炒，佐以龙胆草，则大泻肝胆之火。下痢胃口热禁口者，用黄连、人参煎汤，终日呷之。如吐再强饮，但得一呷下咽便好。

〔刘完素曰〕古方以黄连为治痢之最。盖治痢惟宜辛苦寒药，辛能发散开通郁结，苦能燥湿，寒能胜热，使气宣平而已。诸苦寒药多泄，惟黄连、黄檗性冷而燥，能降火去湿而止泻痢，故治痢以之为君。

〔宗奭曰〕今人多用黄连治痢，盖执以苦燥之义。下俚但见肠虚渗泄，微似有血，便即用之，又不顾寒热多少，惟欲尽剂，由是多致危困。若气实初病，热多血痢，服之便止，不必尽剂。虚而冷者，慎勿轻用。

〔杲曰〕诸痛痒疮疡，皆属心火。凡诸疮宜以黄连、当归为君，甘草、黄芩为佐。凡眼暴发赤肿，痛不可忍者，宜黄连、当归以酒浸煎之。宿食不消，心下痞满者，须用黄连、枳实。

〔颂曰〕黄连治目方多，而羊肝丸尤奇异。今医家洗眼，以黄连、当归、芍药等分，用雪水或甜水煎汤热洗之。冷即再温，甚益眼目。但是风毒赤目花翳，用之无不神效。盖眼目之病，皆是血脉凝滞使然，故以行血药合黄连治之。血得热则行，故乘热洗也。

〔韩懋曰〕火分之病，黄连为主，不但泻心火而与芩、檗诸苦药例称者比也。目疾入以人乳浸蒸，或点或服之。生用为君，佐以官桂少许，煎百沸，入蜜空心服之，能使心肾交于顷刻。入五苓、滑石，大治梦遗。以黄土、姜汁、酒、蜜四炒为君，以使君子为臣，白芍药酒煮为佐，广木香为使，治小儿五疳。以茱萸炒者，加木香等分，生大黄倍之，水丸，治五痢。此皆得制方之法也。

〔时珍曰〕黄连治目及痢为要药。古方治痢：香连丸，用黄连、木香；姜连散，用干姜、黄连；变通丸，用黄连、茱萸；姜黄散，用黄连、生姜。

治消渴，用酒蒸黄连。治伏暑，用酒煮黄连。治下血，用黄连、大蒜。治肝火，用黄连、茱萸。治口疮，用黄连、细辛。皆是一冷一热，一阴一阳，寒因热用，热因寒用，君臣相佐，阴阳相济，最得制方之妙。所以有成功而无偏胜之害也。

〔弘景曰〕俗方多用黄连治痢及渴，道方服食长生。

〔慎微曰〕刘宋王微《黄连赞》云：黄连味苦，左右相因。断凉涤暑，阐命轻身。缙云昔御，飞跸上旻。不行而至，吾闻其人。又梁江淹《黄连颂》云：黄连上草，丹砂之次。御孽辟妖，长灵久视。骖龙行天，驯马匝地。鸿飞以仪，顺道则利。

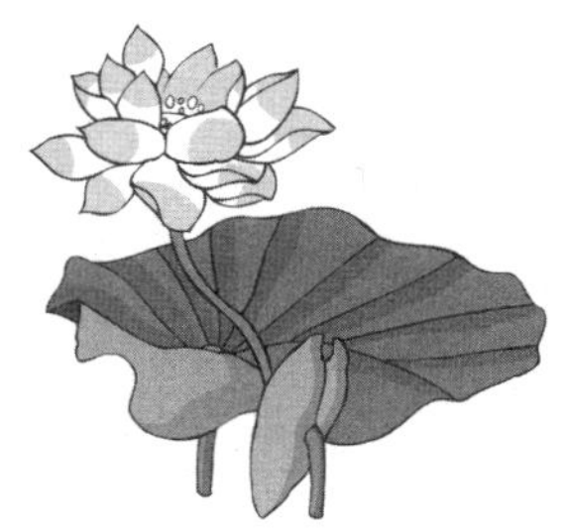

〔时珍曰〕《本经》《别录》并无黄连久服长生之说，惟陶弘景言道方久服长生。神仙传载封君达、黑穴公，并服黄连五十年得仙。窃谓黄连大苦大寒之药，用之降火燥湿，中病即当止。岂可久服，使肃杀之令常行，而伐其生发冲和之气乎？《素问》载岐伯言：五味入胃，各归所喜攻。久而增气；物化之常也。气增而久，夭之由也。王冰注云：酸入肝为温，苦入心为热，辛入肺为清，咸入肾为寒，甘入脾为至阴而四气兼之，皆增其味而益其气，故各从本脏之气为用。所以久服黄连、苦参反热，从火化也。余味皆然。久则脏气偏胜，即有偏绝，则有暴夭之道。是以绝粒服饵之人不暴亡者，无五味偏助也。又秦观与乔希圣论黄连书云：闻公以眼疾饵黄连，至十数两犹不已，殆不可也。《医经》有久服黄连、苦参反热之说。此虽大寒，其味至苦，入胃则先归于心，久而不已，心火偏胜则热，乃其理也。况眼疾本于肝热，肝与心为子母。心火也，肝亦火也，肾孤脏也，人患一水不胜二火。岂可久服苦药，使心有所偏胜，是以火救火，其可乎？秦公此书，盖因王公之说而推详之也。我明荆端王素多火病，医令服金花丸，乃芩、连、卮、檗四味，饵至数年，其火愈炽，遂至内障丧明。观此则寒苦之药，不但使人不能长生，久则气增偏胜，速夭之由矣。当以素问之言为法，陶氏《道书》之说，皆谬谈也。杨士瀛云：黄连能去心窍恶血。

【附方】旧二十二，新五十三。

心经实热泻心汤：用黄连七钱，

水一盏半，煎一盏，食远温服。小儿减之。(《和剂局方》)

卒热心痛黄连八钱，㕮咀，水煎热服。(《外台秘要》)

肝火为痛黄连，姜汁炒为末，粥糊丸梧子大。每服三十丸，白汤下。左金丸：用黄连六两，茱萸一两，同炒为末，神曲糊丸梧子大。每服三四十丸，白汤下。(《丹溪方》)

伏暑发热作渴呕恶，及赤白痢，消渴，肠风酒毒，泄泻诸病，并宜酒煮黄龙丸主之。川黄连一斤切，以好酒二升半，煮干焙研，糊丸梧子大。每服五十丸，熟水下，日三服。(《和剂局方》)

阳毒发狂奔走不定。宣黄连、寒水石等分，为末。每服三钱，浓煎甘草汤下。(《易简方》)

骨节积热渐渐黄瘦。黄连四分切，以童子小便五大合浸经宿，微煎三四沸，去滓，分作二服。(《广利方》)

小儿疳热流注，遍身疮蚀，或潮热，肚胀作渴。猪肚黄连丸：用猪肚一个洗净，宣黄连五两，切碎水和，纳入肚中缝定，放在五升粳米上蒸烂，石臼捣千杵，或入少饭同杵，丸绿豆大。每服二十丸，米饮下。仍服调血清心之药佐之。盖小儿之病，不出于疳，则出于热，常须识此。(《直指方》)

三消骨蒸黄连末，以冬瓜自然汁浸一夜，晒干又浸。如此七次，为末，以冬瓜汁和丸梧子大。每服三四十丸，大麦汤下。寻常渴，只一服见效。(《易简方》)

消渴尿多肘后方：用黄连末，蜜丸梧子大。每服三十丸，白汤下。《宝鉴》用黄连半斤，酒一升浸，重汤内煮一伏时，取晒为末，水丸梧子大。每服五十丸，温水下。崔氏：治消渴，小便滑数如油。黄连五两，瓜蒌根五两，为末，生地黄汁丸梧子大，每牛乳下五十丸，日二服。忌冷水、猪肉。《总录》用黄连末，入猪肚蒸烂，捣丸梧子大，饭饮下。

湿热水病黄连末，蜜丸梧子大。每服二丸至四五丸，饮下，日三四服。(《范汪方》)

破伤风病黄连五钱，酒二盏，煎七分，入黄蜡三钱，溶化热服之。高文虎蓼花洲(《闲录》)

小便自淫因心肾气不足，思想无穷所致。黄连、白茯苓等分，为末，酒糊丸梧子大。每服三十丸，煎补骨脂汤下，日三服。(《普济方》)

热毒血痢宣黄连一两，水二升，煮取半升，露一宿，空腹热服，少卧将息，一二日即止。(《千金方》)

赤痢久下累治不瘥。黄连一两，鸡子白和为饼，炙紫为末，以浆水三升，慢火煎成膏。每服半合，温米饮下。一方：只以鸡子白和丸服。（《胜金方》）

热毒赤痢黄连二两切，瓦焙令焦，当归一两焙，为末，入麝香少许。每服二钱，陈米饮下。佛智和尚在闽，以此济人。（《本事方》）

赤白久痢并无寒热，只日久不止。用黄连四十九个，盐梅七个，入新瓶内，烧烟尽，热研。每服二钱，盐米汤下。（《杨子建护命方》）

赤白暴痢如鹅鸭肝者，痛不可忍。用黄连、黄芩各一两，水二升，煎一升，分三次热服。《经验方》

冷热诸痢胡洽九盏汤：治下痢，不问冷热赤白，谷滞休息久下，悉主之。黄连长三寸三十枚，重一两半，龙骨如棋子大四枚，重一两，大附子一枚，干姜一两半，胶一两半，细切。以水五合着铜器中，去火三寸煎沸，便取下，坐土上，沸止，又上水五合，如此九上九下。纳诸药入水内，再煎沸，辄取下，沸止又上，九上九下，度可得一升，顿服即止。（《图经本草》）

下痢腹痛赤白痢下，令人下部疼重，故名重下，日夜数十行，脐腹绞痛。以黄连一升，酒二升，煮取一升半，分再服，当止绞痛也。（《肘后方》）

治痢香连丸李绛兵部手集：治赤白诸痢，里急后重，腹痛。用宣黄连、青木香等分，捣筛，白蜜丸梧子大。每服二三十丸，空腹饮下，日再服，其效如神。久冷者，以煨蒜捣和丸之。不拘大人婴孺皆效。《易简方》黄连茱萸炒过四两，木香面煨一两，粟米饭丸。钱仲阳香连丸：治小儿冷热痢，加煨熟诃子肉。又治小儿泻痢，加煨熟肉豆蔻。又治小儿气虚泻痢腹痛，加白附子尖。刘河间治久痢，加龙骨。朱丹溪治禁口痢，加石莲肉。王氏治痢渴，加乌梅肉，以阿胶化和为丸。

五痔八痢四治黄连丸：用连珠黄连一斤，分作四分：一分用酒浸炒，一分用自然姜汁炒，一分用吴茱萸汤浸炒，一分用益智仁同炒，去益智，研末。白芍药酒煮切焙四两，使君子仁焙四两，广木香二两，为末，蒸饼和丸绿豆大。每服三十丸，米饮食前下，日三服。忌猪肉冷水。（《韩氏医通》）

伤寒下痢不能食者。黄连一升，乌梅二十枚去核，炙燥为末，蜡一棋子大，蜜一升，合煎，和丸梧子大。一服二十丸，日三服。又方：黄连二

两，熟艾如鸭子大一团，水三升，煮取一升，顿服立止。《并肘后方》

气痢后重里急或下泄。《杜壬方》姜连散：用宣连一两，干姜半两，各为末，收。每用连一钱，姜半钱，和匀，空心温酒下，或米饮下，神妙。济生方：秘传香连丸：用黄连四两，木香二两，生姜四两，以姜铺砂锅底，次铺连，上铺香，新汲水三碗，煮焙研，醋调仓米糊为丸，如常，日服五次。

小儿下痢赤白多时，体弱不堪。以宣连用水浓煎，和蜜，日服五六次。（《子母秘录》）

诸痢脾泄脏毒下血。雅州黄连半斤，去毛切，装肥猪大肠内，扎定，入砂锅中，以水酒煮烂，取连焙，研末，捣肠和丸梧子大。每服百丸，米汤下，极效。直指。

湿痢肠风百一选方：变通丸：治赤白下痢，日夜无度，及肠风下血。用川黄连去毛，吴茱萸汤泡过，各二两，同炒香，拣出各为末，以粟米饭和丸梧子大，各收。每服三十丸，赤痢甘草汤下黄连丸，白痢姜汤下茱萸丸，赤白痢各用十五丸，米汤下。此乃浙西河山纯老方，救人甚效。局方戊己丸：治脾胃受湿，下痢腹痛，米谷不化。用二味加白芍药，同炒研，蒸饼和丸服。

积热下血聚金丸：治肠胃积热，或因酒毒下血，腹痛作渴，脉弦数。黄连四两，分作四分：一分生用，一分切炒，一分炮切，一分水浸晒研末。条黄芩一两，防风一两，为末，面糊丸如梧子大。每服五十丸，米泔浸枳壳水，食前送下。冬月加酒蒸大黄一两。（《杨氏家藏方》）

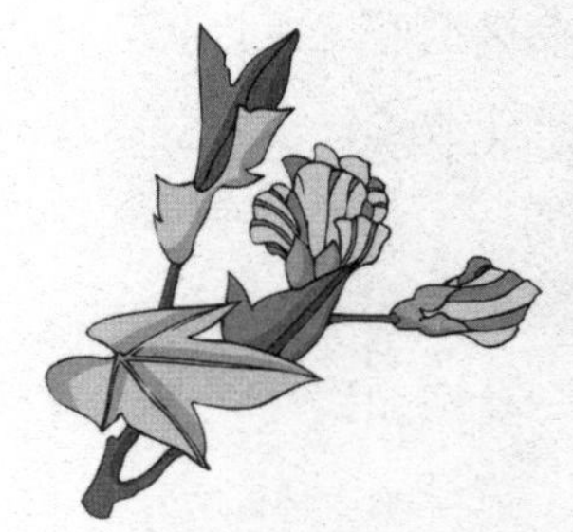

脏毒下血黄连为末，独头蒜煨研，和九梧子大，每空心陈米饮下四十丸。济生方。

酒痔下血黄连酒浸，煮熟为末，酒糊丸梧子大。每服三四十丸，白汤下。一方：用自然姜汁浸焙炒。（《医学集成》）

鸡冠痔疾黄连末傅之。加赤小豆末尤良。（《斗门方》）

痔病秘结用此宽肠。黄连、枳壳等分，为末，糊丸梧子大。每服五十丸，空心米饮下。（《医方大成》）

痢痔脱肛冷水调黄连末涂之，良。（《经验良方》）

脾积食泄川黄连二两，为末，大蒜捣和丸梧子大。每服五十丸，白汤下。活人心统。

水泄脾泄神圣香黄散：宣连一两，生姜四两，同以文火炒至姜脆，各自拣出为末。水泄用姜末，脾泄用连末，每服二钱，空心白汤下。甚者不过二服。亦治痢疾。（《博济方》）

吐血不止黄连一两捣散，每服一钱，水七分，入豉二十粒，煎至五分，去滓温服。大人、小儿皆治。（《简要济众方》）

眼目诸病胜金黄连丸：用宣连不限多少，捶碎，以新汲水一大碗，浸六十日，绵滤取汁，入原碗内，重汤上熬之，不住搅之，候干。即穿地坑子可深一尺，以瓦铺底，将熟艾四两坐在瓦上，以火然之。以药碗覆上，四畔泥封，开孔出烟尽，取刮下，丸小豆大，每甜竹叶汤下十丸。刘禹锡传信方：羊肝丸：治男女肝经不足，风热上攻，头目昏暗羞明，及障翳青盲。用黄连末一两，羊子肝一具，去膜，擂烂和丸梧子大。每食后暖浆水吞十四丸，连作五剂瘥。昔崔承元活一死囚，囚后病死。一旦崔病内障，逾年半夜独坐，闻阶除悉窣之声，问之。答曰：是昔蒙活之囚，今故报恩。遂告以此方而没。崔服之，不数月，眼复明。因传于世。

暴赤眼痛宣黄连锉，以鸡子清浸，置地下一夜，次早滤过，鸡羽蘸滴目内。又方：苦竹两头留节，一头开小孔，入黄连片在内，油纸封，浸井中一夜。次早服竹节内水，加片脑少许，外洗之。海上方：用黄连、冬青叶煎汤洗之。选奇方：用黄连、干姜、杏仁等分，为末，绵包浸汤，闭目乘热淋洗之。

小儿赤眼水调黄连末，贴足心，甚妙。（《全幼心鉴》）

烂弦风眼黄连十文，槐花、轻粉少许，为末，男儿乳汁和之，饭上蒸过，帛裹，熨眼上，三四次即效，屡试有验。（《仁存方》）

目卒痒痛乳汁浸黄连，频点眦中。抱朴子云：治目中百病。（《外台秘要》）

泪出不止黄连浸浓汁渍拭之。（《肘后方》）

牙痛恶热黄连末掺之，立止。（《李楼奇方》）

口舌生疮肘后：用黄连煎酒，时含呷之。赴筵散：用黄连、干姜等分，为末掺之。

小儿口疳黄连、卢会等分，为末，每蜜汤服五分。走马疳，入蟾灰等分，青黛减半，麝香少许。（《简便方》）

小儿鼻䘌鼻下两道赤色，有疳。以米泔洗净，用黄连末傅之，日三四次。(张杰《子母秘录》)

小儿月蚀生于耳后。黄连末傅之。同上。

小儿食土取好黄土煎黄连汁搜之，晒干与食。(姚和众《童子秘诀》)

预解胎毒小儿初生，以黄连煎汤浴之，不生疮及丹毒。又方：未出声时，以黄连煎汁灌一匙，令终身不出斑；已出声者灌之，斑虽发亦轻。此祖方也。(王海藏《汤液本草》)

腹中儿哭黄连煎浓汁，母常呷之。(《熊氏补遗》)

因惊胎动出血。取黄连末酒服方寸匕，日三服。(《子母秘录》)

妊娠子烦口干不得卧。黄连末，每服一钱，粥饮下。或酒蒸黄连丸，亦妙。(《妇人良方》)

痈疽肿毒已溃未溃皆可用。黄连、槟榔等分，为末，以鸡子清调搽之。(王氏《简易方》)

中巴豆毒下利不止。黄连、干姜等分，为末，水服方寸匕。(《肘后方》)

黄　芩（《本经》中品）

【释名】

腐肠（《本经》）

空肠（《别录》）

内虚（《别录》）

妒妇（《吴普》）

经芩（《别录》）

黄文（《别录》）

印头（《吴普》）

苦督邮（《记事》）

内实者名子芩（《弘景》）

条芩（《纲目》）

豘尾芩（《唐本》）

鼠尾芩

〔弘景曰〕圆者名子芩，破者名宿芩，其腹中皆烂，故名腐肠。

〔时珍曰〕芩《说文》作莶，谓其色黄也。或云芩者黔也，黔乃黄黑之色也。宿芩乃旧根，多中空，外黄内黑，即今所谓片芩，故又有腐肠、妒妇诸名。妒妇心黯，故以比之。子芩乃新根，多内实，即今所谓条芩。或云西芩多中空而色黔，北芩多内实而深黄。

【集解】

〔《别录》曰〕黄芩生秭归川谷及宛句，三月三日采根阴干。

〔弘景曰〕秭归属建平郡。今第一出彭城，郁州亦有之。惟深色坚实者好。俗方多用，道家不须。

〔恭曰〕今出宜州、鄜州、泾州

者佳。兖州大实亦好，名豘尾芩。

〔颂曰〕今川蜀、河东、陕西近郡皆有之。苗长尺余，茎干粗如箸，叶从地四面作丛生，类紫草，高一尺许，亦有独茎者，叶细长青色，两两相对，六月开紫花，根如知母粗细，长四五寸，二月、八月采根暴干。《吴普本草》云：二月生赤黄叶，两两四四相值。其茎空中，或方圆，高三四尺。四月花紫红赤。五月实黑根黄。二月至九月采。与今所说有小异也。

根

【气味】

苦，平，无毒。

〔《别录》曰〕大寒。

〔普曰〕神农、桐君、雷公：苦，无毒。李当之：小温。

〔杲曰〕可升可降，阴也。

〔好古曰〕气寒，味微苦而甘，阴中微阳，入手太阴血分。

〔元素曰〕气凉，味苦、甘，气厚味薄，浮而升，阳中阴也，入手少阳、阳明经。酒炒则上行。

〔之才曰〕山茱萸、龙骨为之使，恶葱实，畏丹砂、牡丹、藜芦。得厚朴、黄连，止腹痛。得五味子、牡蒙、牡蛎，令人有子。得黄芪、白敛、赤小豆，疗鼠瘘。

〔时珍曰〕得酒，上行。得猪胆汁，除肝胆火。得柴胡，退寒热。得芍药，治下痢。得桑白皮，泻肺火。得白术，安胎。

【主治】

诸热黄疸，肠澼泄痢，逐水，下血闭，恶疮疽蚀火疡。（《本经》）

疗痰热胃中热，小腹绞痛，消谷，利小肠，女子血闭淋露下血，小儿腹痛。（《别录》）

治热毒骨蒸，寒热往来，肠胃不利，破拥气，治五淋，令人宣畅，去关节烦闷，解热渴。（甄权）

下气，主天行热疾，丁疮排脓，治乳痈发背。（《大明》）

凉心，治肺中湿热，泻肺火上逆，疗上热，目中肿赤，淤血壅盛，上部积血，补膀胱寒水，安胎，养阴退阳。（元素）

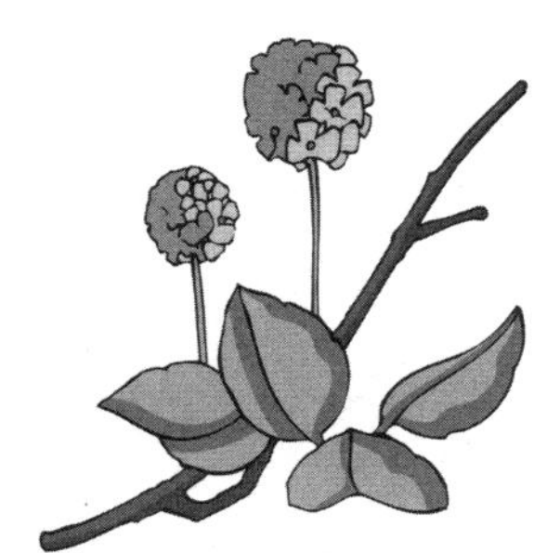

治风热湿热头疼，奔豚热痛，火

咳肺痿喉腥，诸失血。（时珍）

【发明】

〔杲曰〕黄芩之中枯而飘者，泻肺火，利气，消痰，除风热，清肌表之热；细实而坚者，泻大肠火，养阴退阳，补膀胱寒水，滋其化源。高下之分与枳实、枳壳同例。

〔元素曰〕黄芩之用有九：泻肺热，一也；上焦皮肤风热风湿，二也；去诸热，三也；利胸中气，四也；消痰膈，五也；除脾经诸湿，六也；夏月须用，七也；妇人产后养阴退阳，八也：安胎，九也。酒炒上行，主上部积血，非此不能除。下痢脓血，腹痛后重，身热久不能止者，与芍药、甘草同用之。凡诸疮痛不可忍者，宜芩、连苦寒之药，详上下分身梢及引经药用之。

〔震亨曰〕黄芩降痰，假其降火也。凡去上焦湿热，须以酒洗过用。片芩泻肺火，须用桑白皮佐之。若肺虚者，多用则伤肺，必先以天门冬保定肺气而后用之。黄芩、白术乃安胎圣药，俗以黄芩为寒而不敢用，盖不知胎孕宜清热凉血，血不妄行，乃能养胎。黄芩乃上中二焦药，能降火下行，白术能补脾也。

〔萝天益曰〕肺主气，热伤气，故身体麻木。又五臭入肺为腥，故黄芩之苦寒，能泻火补气而利肺，治喉中腥臭。

〔颂曰〕张仲景治伤寒心下痞满泻心汤，凡四方皆用黄芩，以其主诸热、利小肠故也。又太阳病下之利不止，喘而汗出者，有葛根黄芩黄连汤，及主妊娠安胎散，亦多用之。

〔时珍曰〕洁古张氏言黄芩泻肺火，治脾湿；东垣李氏言片芩治肺火，条芩治大肠火；丹溪朱氏言黄芩治上中二焦火；而张仲景治少阳证小柴胡汤，太阳少阳合病下利黄芩汤，少阳证下后心下满而不痛泻心汤，并用之；成无已言黄芩苦而入心，泄痞热。是黄芩能入手少阴阳明、手足太阴少阳六经矣。盖黄芩气寒味苦，色黄带绿，苦入心，寒胜热，泻心火，治脾之湿热，一则金不受刑，一则胃火不流入肺，即所以救肺也。肺虚不宜者，苦寒伤脾胃，损其母也。少阳之症，寒热胸胁痞满，默默不欲饮食，心烦呕，或渴或否，或小便不利。虽曰病在半表半里，而胸胁痞满，实兼心肺上焦之邪。心烦喜呕，默默不欲饮食，又兼脾胃中焦之证。故用黄芩以治手足少阳相火，黄芩亦少阳本经药也。成无已注《伤寒论》，但云柴胡、黄芩之苦，以发传邪之热，芍药、黄芩之苦，以坚敛肠胃之气，殊昧其治火之妙。杨士瀛《直指方》云：柴胡退热，不及黄芩。盖亦不知柴胡之退热，乃苦以发之，散火之标也；黄芩之退热，乃寒能胜热，折火之本也。仲景又云：少阳证腹中痛者，去黄芩，加芍药。心下悸，小便不利者，去黄芩，加茯苓。似与《别录》治少腹绞痛、利小肠之文不合。成氏言：黄芩寒中，苦能坚肾，故去之，盖亦不然。至此当以意逆之，辨以脉证可也。若因饮寒受寒，腹中痛，及饮水心下悸，小便不利，而脉不数者，是里无热证，则黄芩不可用也。若热厥腹痛，肺热而小便不利者，黄芩其可不用乎？故善观书者，先求之理，毋徒泥其文。昔有人素多酒欲，病少腹绞痛不可忍，小便如淋，诸药不效。偶用黄芩、木通、甘草三味煎服，遂止。王海藏言：有人因虚服附子药多，病小便秘，服芩、连药而愈。此皆热厥之痛也，学者其可拘乎？予年二十时，因感冒咳嗽既久，且犯戒，遂病骨蒸发热，肤如火燎，每日吐痰碗许，暑月烦渴，寝食几废，六脉浮洪。遍服柴胡、麦门冬、荆沥诸药，月余益剧，皆以为必死矣。先君偶思李东垣治肺热如火燎，烦躁引饮而昼盛者，气分热也。宜一味黄芩汤，以泻肺经气分之火。遂按方用片芩一两，水二钟，煎一钟，顿服。次日身热尽退，而痰嗽皆愈。药中肯綮，如鼓应桴，医中之妙，有如此哉。

【附方】旧三，新一十四。

三黄丸孙思邈《千金方》云：巴郡太守奏：加减三黄丸：疗男子五痨七伤，消渴不生肌肉，妇人带下，手足寒热，泻五脏火。春三月，黄芩四两，大黄三两，黄连四两。夏三月，黄芩六两，大黄一两，黄连七两。秋三月，黄芩六两，大黄二两，黄连三两。冬三月，黄芩三两，大黄五两，黄连二两。三物随时合捣下筛。蜜丸乌豆大。米饮每服五丸，日三。不知，增至七丸。服一月病愈，久服走及奔马，人用有验。禁食猪肉。（《图经本草》）

三补丸治上焦积热，泻五脏火。黄芩、黄连、黄檗等分，为末，蒸饼丸梧子大，每白汤下二三十丸。（《丹溪纂要》）

肺中有火清金丸：用片芩炒为末，水丸梧子大。每服二三十丸，白汤下。同上。

肤热如燎方见发明下。

小儿惊啼黄芩、人参等分，为末。每服一字，水饮下。（《普济方》）

肝热生翳不拘大人小儿。黄芩一两，淡豉三两，为末。每服三钱，以熟

猪肝裹吃，温汤送下，日二服。忌酒面。（《卫生家宝方》）

少阳头痛亦治太阳头痛，不拘偏正。小清空膏：用片黄芩酒浸透，晒干为末。每服一钱，茶酒任下。（东垣《兰室秘藏》）

眉眶作痛风热有痰。黄芩酒浸、白芷等分，为末。每服二钱，茶下。（《洁古家珍》）

吐血衄血或发或止，积热所致。黄芩一两，去中心黑朽者，为末。每服三钱，水一盏，煎六分，和滓温服。（《圣惠方》）

吐衄下血黄芩三两，水三升，煎一升半，每温服一盏。亦治妇人漏下血。（《庞安时总病论》）

血淋热痛黄芩一两，水煎热服。（《千金方》）

经水不断芩心丸：治妇人四十九岁已后，天癸当住，每月却行，或过多不止。用条芩心二两，米醋浸七日，炙干又浸，如此七次，为末，醋糊丸梧子大。每服七十丸，空心温酒下，日二次。瑞竹堂方。

崩中下血黄芩为细末，每服一钱，霹雳酒下，以秤锤烧赤，淬酒中也。许学士云：崩中多用止血及补血药。此方乃治阳乘于阴，所谓天暑地热，经水沸溢者也。（《本事方》）

安胎清热条芩、白术等分，炒为末，米饮和丸梧子大。每服五十丸，白汤下。或加神曲。凡妊娠调理，以四物去地黄，加白术、黄芩为末，常服甚良。（《丹溪纂要》）

产后血渴饮水不止。黄芩、麦门冬等分，水煎温服，无时。（《杨氏家藏方》）

灸疮血出一人灸火至五壮，血出不止如尿，手冷欲绝。以酒炒黄芩二钱为末，酒服即止。（李楼《怪证奇方》）

老小火丹黄芩末，水调涂之。（《梅师方》）

子

【主治】

肠澼脓血。（《别录》）

独　活（《本经》上品）

【释名】

羌活（《本经》）

羌青（《本经》）

独摇草（《别录》）

护羌使者（《本经》）

胡王使者（《吴普》）

长生草

〔弘景曰〕一茎直上，不为风摇，故曰独活。

〔《别录》曰〕此草得风不摇，无风自动，故名独摇草。

〔《大明》曰〕独活，是羌活母也。

〔时珍曰〕独活以羌中来者为良，故有羌活、胡王使者诸名，乃一物二种也。正如川芎、抚芎、白术、苍术之义，入用微有不同，后人以为二物者非矣。

【集解】

〔《别录》曰〕独活生雍州川谷，或陇西南安，二月、八月采根暴干。

〔弘景曰〕此州郡县并是羌地。羌活形细而多节软润，气息极猛烈。出益州北都西川者为独活，色微白，形虚大，为用亦相似而小不如。至易蛀，宜密器藏之。

〔颂曰〕独活、羌活今出蜀汉者佳。春生苗叶如青麻。六月开花作丛，或黄或紫。结实时叶黄者，是夹石上所生；叶青者，是土脉中所生。《本经》云二物同一类。今人以紫色而节密者为羌活，黄色而作块者为独活。而陶隐居言独活色微白，形虚大，用与羌活相似。今蜀中乃有大独活，类桔梗而大，气味亦不与羌活相类，用之微寒而少效。今又有独活，亦自蜀中来，类羌活，微黄而极大，收时寸解干之，气味亦芳烈，小类羌活，又有槐叶气者，今京下多用之，极效验，意此为真者。而市人或择羌活之大者为独活，殊未为当。大抵此物有两种：西蜀者，黄色，香如蜜；陇西者，紫色，秦陇人呼为山前独活。古方但用独活，今方既用独活而又用羌活，兹为谬矣。

〔机曰〕《本经》独活一名羌活，本非二物。后人见其形色气味不同，故为异论。然物多不齐，一种之中自有不同。仲景治少阴所用独活，必紧实者；东垣治太阳所用羌活，必轻虚者。正如黄芩取枯飘者名片芩治太阴，条实者名子芩治阳明之义同也。况古方但用独活无羌活，今方俱用，不知病宜两用耶？抑未之考耶？

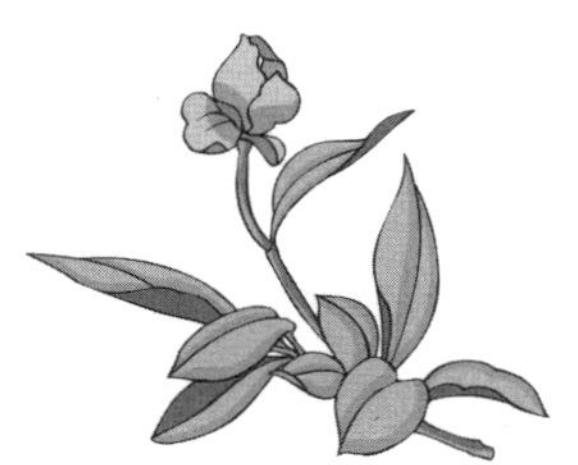

〔时珍曰〕独活、羌活乃一类二种，以他地者为独活，西羌者为羌活，苏颂所说颇明。按王贶《全生指迷方》云：羌活须用紫色有蚕头鞭节者。独活是极大羌活有臼如鬼眼者，寻常皆以老宿前胡为独活者，非矣。

近时江淮山中出一种土当归，长近尺许，白肉黑皮，气亦芬香，如白芷气，人亦谓之水白芷，用充独活，解散亦或用之，不可不辨。

根

【修治】

〔敩曰〕采得细锉，以淫羊藿拌浥，二日，暴干去藿，用，免烦人心。

〔时珍曰〕此乃服食家治法，寻常去皮或焙用尔。

【气味】

苦、甘，平，无毒。

〔《别录》曰〕微温。

〔权曰〕苦、辛。

〔元素曰〕独活微温，甘、苦、辛，气味俱薄，浮而升，阳也，足少阴行经气分之药。羌活性温，辛苦，气味俱薄，浮而升，阳也，手足太阳行经风药，并入足厥阴少阴经气分。

〔之才曰〕豚实为之使。

〔弘景曰〕药无豚实，恐是蠡实也。

【主治】

风寒所击，金疮止痛，奔豚痫痓，女子疝瘕。久服轻身耐老。(《本经》)

疗诸贼风，百节痛风，无问久新。(《别录》)

独活：治诸中风湿冷，奔喘逆气，皮肤苦痒，手足挛痛劳损，风毒齿痛。羌活：治贼风失音不语，多痒，手足不遂，口面㖞斜，遍身𤸷痹、血癞。(甄权)

羌、独活：治一切风并气，筋骨挛拳，骨节酸疼，头旋目赤疼痛，五劳七伤，利五脏及伏梁水气。(《大明》)

治风寒湿痹，酸痛不仁，诸风掉眩，颈项难伸。(李杲)

去肾间风邪，搜肝风，泻肝气，治项强，腰脊痛。(好古)

散痈疽败血。(元素)

【发明】

〔恭曰〕疗风宜用独活，兼水宜用羌活。

〔刘完素曰〕独活不摇风而治风，浮萍不沉水而利水，因其所胜而为制也。

〔张元素曰〕风能胜湿，故羌活能治水湿。独活与细辛同用，治少阴头痛。头运目眩，非此不能除。羌活与川芎同用，治太阳、少阴头痛，透关利节，治督脉为病，脊强而厥。

〔好古曰〕羌活乃足太阳、厥阴、少阴药，与独活不分二种。后人因羌活气雄，独活气细。故雄者治足太阳风湿相搏，头痛、肢节痛、一身尽痛者，非此不能除，乃却乱反正之主君药也。细者治少阴伏风，头痛、两足湿痹、不能动止者，非此不能治，而不治太阳之证。

〔时珍曰〕羌活、独活皆能逐风胜湿，透关利节，但气有刚劣不同尔。《素问》云：从下上者，引而去之。二味苦辛而温，味之薄者，阴中之阳，故能引气上升，通达周身，而散风胜湿。按《文系》曰：唐刘师贞之兄病风。梦神人曰：但取胡王使者浸酒服便愈。师贞访问皆不晓。复梦其母曰：胡王使者，即羌活也。求而用之，兄疾遂愈。

〔嘉谟曰〕羌活本手足太阳表里引经之药，又入足少阴、厥阴。名列君部之中，非比柔懦之主。小无不入，大无不通。故能散肌表八风之邪，利周身百节之痛。

【附方】旧八，新七。

中风口噤通身冷，不知人。独活四两，好酒一升，煎半升服。（《千金方》）。

中风不语独活一两，酒二升，煎一升，大豆五合，炒有声，以药酒热投，盖之良久，温服三合，未瘥再服。(陈延之《小品方》)

热风瘫痪常举发者。羌活二斤，构子一升，为末。每酒服方寸匕，日三服。（《广济方》）

产后中风语涩，四肢拘急。羌活三两，为末。每服五钱，酒、水各一盏，煎减半服。（《小品方》）

产后风虚独活、白鲜皮各三两，水三升，煮二升，分三服。耐酒者，入酒同煮。（《小品方》）

产后腹痛羌活二两，煎酒服。（《必效方》）

产肠脱出方同上。（《子母秘录》）

妊娠浮肿羌活、萝卜子同炒香，只取羌活为末。每服二钱，温酒调下，一日一服，二日二服，三日三服。乃嘉兴主簿张昌明所传。（许学士《本事方》）

风水浮肿方同上。

历节风痛独活、羌活、松节等分，用酒煮过，每日空心饮一杯。（《外台秘要》）

风牙肿痛《肘后方》：用独活煮酒热漱之。文潞公《药准》：用独活、地黄各三两，为末。每服三钱，水一盏煎，和滓温服，卧时再服。

喉闭口噤羌活三两，牛蒡子二两，水煎一钟，入白矾少许，灌之取效。（《圣济录》）

睛垂至鼻人睛忽垂至鼻，如黑角色，痛不可忍，或时时大便血出，名曰肝胀。用羌活煎汁，服数盏自愈。

（夏子益《奇疾方》）

太阳头痛羌活、防风、红豆等分，为末，嗃鼻。（《玉机微义》）

贝　母（《本经》中品）

【释名】

莔《尔雅》。音萌

勤母《别录》

苦菜《别录》

苦花《别录》

空草《本经》

药实

〔弘景曰〕形似聚贝子，故名贝母。

〔时珍曰〕诗云言采其莔，即此。一作蝱，谓根状如蝱也。苦菜、药实，与野苦荬、黄药子同名。

【集解】

〔《别录》曰〕贝母生晋地，十月采根暴干。

〔恭曰〕其叶似大蒜。四月蒜熟时，采之良。若十月，苗枯根亦不佳也。出润州、荆州、襄州者最佳，江南诸州亦有。

〔颂曰〕今河中、江陵府、郢、寿、随、郑、蔡、润、滁州皆有之。二月生苗，茎细，青色。叶亦青，似荞麦叶，随苗出。七月开花，碧绿色，形如鼓子花。八月采根，根有瓣子，黄白色，如聚贝子。此有数种。陆玑《诗疏》云：莔，贝母也。叶如瓜蒌而细小。其子在根下，如芋子，正白，四方连累相着，有分解。今近道出者正类此。郭璞《尔雅》言白花叶似韭，此种罕复见之。

〔斅曰〕贝母中有独颗团不作两片无皱者，号曰丹龙精，不入药用。误服令人筋脉永不收，惟以黄精、小蓝汁服之，立解。

根

【修治】

〔斅曰〕凡使，先于柳木灰中炮黄，擘破，去内口鼻中有米许大者心一颗，后拌糯米于鏊上同炒，待米黄，去米用。

【气味】

辛，平，无毒。

〔《别录》曰〕苦，微寒。

〔恭曰〕味甘、苦，不辛。

〔之才曰〕厚朴、白微为之使，恶桃花，畏秦艽、莽草、礜石，反乌头。

【主治】

伤寒烦热，淋沥邪气疝瘕，喉痹乳难，金疮风痉。（《本经》）

疗腹中结实，心下满，洗洗恶风

寒，目眩项直，咳嗽上气，止烦热渴，出汗，安五脏，利骨髓。(《别录》)

服之不饥断谷。(弘景)

消痰，润心肺。末和沙糖丸含，止嗽。烧灰油调，傅人畜恶疮，敛疮口。(《大明》)

主胸胁逆气，时疾黄疸。研末点目，去肤翳。以七枚作末酒服，治产难及胞衣不出。与连翘同服，主项下瘤瘿疾。(甄权)

【发明】

〔承曰〕贝母能散心胸郁结之气，故诗云，言采其蝱，是也。作诗者，本以不得志而言。今用治心中气不快、多愁郁者，殊有功，信矣。

〔好古曰〕贝母乃肺经气分药也。仲景治寒实结胸外无热证者，三物小陷胸汤主之，白散亦可，以其内有贝母也。成无已云：辛散而苦泄，桔梗、贝母之苦辛，用以下气。

〔机曰〕俗以半夏有毒，用贝母代之。夫贝母乃太阴肺经之药，半夏乃太阴脾经、阳明胃经之药，何可以代？若虚劳咳嗽、吐血咯血、肺痿肺痈、妇人乳痈痈疽及诸郁之证，半夏乃禁忌，皆贝母为向导，犹可代也；至于脾胃湿热，涎化为痰，久则生火，痰火上攻，昏愦僵仆蹇涩诸证，生死旦夕，亦岂贝母可代乎？

〔颂曰〕贝母治恶疮。唐人记其事云：江左尝有商人，左膊上有疮如人面，亦无他苦。商人戏以酒滴口中，其面赤色。以物食之，亦能食，多则膊内肉胀起。或不食，则一臂痹焉。有名医教其历试诸药，金石草木之类，悉无所苦。至贝母，其疮乃聚眉闭口。商人喜，因以小苇筒毁其口灌之，数日成痂遂愈，然不知何疾也。《本经》言主金疮，此岂金疮之类欤？

【附方】新一十七。

忧郁不伸胸膈不宽。贝母去心，姜汁炒研，姜汁面糊丸。每服七十丸，征士锁甲煎汤下。(《集效方》)

化痰降气止咳解郁，消食除胀，有奇效。用贝母去心一两，姜制厚朴半两，蜜丸梧子大，每白汤下五十丸。(《笔峰方》)

小儿晬嗽百日内咳嗽痰壅。贝母五钱，甘草半生半炙二钱，为末，沙糖丸芡子大，每米饮化下一丸。(《全幼心鉴》)

孕妇咳嗽贝母去心，麸炒黄为末，沙糖拌丸芡子大。每含咽一丸，神效。(《救急易方》)

妊娠尿难饮食如故。用贝母、苦参、当归各四两，为末，蜜丸小豆大，每饮服三丸至十丸。(《金匮要略》)

乳汁不下二母散：贝母、知母、牡蛎粉等分，为细末，每猪蹄汤调服二钱，此祖传方也。(王海藏《汤液

本草》)

冷泪目昏贝母一枚，胡椒七粒，为末点之。(《儒门事亲》方)

目生弩肉肘后：用贝母、真丹等分为末，日点。摘玄方：用贝母、丁香等分为末，乳汁调点。

吐血不止贝母炮研，温浆水服二钱。(《圣惠方》)

衄血不止贝母炮研末，浆水服二钱，良久再服。(《普济方》)

小儿鹅口满口白烂。贝母去心为末，半钱，水五分，蜜少许，煎三沸，缴净抹之，日四五度。(《圣惠方》)

吹奶作痛贝母末吹鼻中，大效。(《危氏得效方》)

乳痈初肿贝母末，酒服二钱，仍令人吮之，即通。《仁斋直指方》

便痈肿痛贝母、白芷等分为末，酒调服或酒煎服，以滓贴之。(《永类钤方》)

紫白癜斑贝母、南星等分为末，生姜带汁擦之。《德生堂方》用贝母、干姜等分为末，如澡豆，入密室中浴擦，得汗为妙。《谈野翁方》以生姜擦动，醋磨贝母涂之。《圣惠方》用贝母、百部等分为末，自然姜汁调搽。

蜘蛛咬毒缚定咬处，勿使毒行。以贝母末酒服半两，至醉。良久酒化为水，自疮口出，水尽，仍塞疮口，甚妙。(《仁斋直指方》)

蛇蝎咬伤方同上。

水　仙(《会编》)

【释名】

金盏银台

〔时珍曰〕此物宜卑湿处，不可缺水，故名水仙。金盏银台，花之状也。

【集解】

〔机曰〕水仙花叶似蒜，其花香甚清。九月初栽于肥壤，则花茂盛，瘦地则无花。五月初收根，以童尿浸一宿，晒干，悬火暖处。若不移宿根更旺。

〔时珍曰〕水仙丛生下湿处。其根似蒜及薤而长，外有赤皮裹之。冬月生叶，似薤及蒜。春初抽茎，如葱头。茎头开花数朵，大如簪头，状如酒杯，五尖上承，黄心，宛然盏样，其花莹韵，其香清幽。一种千叶者，花皱，下轻黄而上淡白，不作杯状，人重之，指为真水仙，盖不然，乃一物二种尔。亦有红花者。按段成式《酉阳杂俎》云：捺祇出拂林国，根大如鸡卵，苗长三四尺，叶似蒜叶，中心抽条，茎端开花，六出红白色，花心黄赤，不结子，冬生夏死。取花压油，涂身去风气。据此形状，与水仙仿佛，岂外国名谓不同耶？

根

【气味】

苦、微辛，滑，寒，无毒。

〔土宿真君曰〕取汁伏汞，煮雄黄，拒火。

【主治】

痈肿及鱼骨哽。（时珍）

花

【气味】

缺。

【主治】

作香泽，涂身理发，去风气。又疗妇人五心发热，同干荷叶、赤芍药等分，为末，白汤每服二钱，热自退也。时珍。《出卫生易简方》

龙 胆（《本经》上品）

【释名】

陵游（《本经》）

〔志曰〕叶如龙葵，味苦如胆，因以为名。

【集解】

〔《别录》曰〕龙胆生齐朐山谷及冤句，二月、八月、十一月、十二月采根阴干。

〔弘景曰〕今出近道，以吴兴者为胜。根状似牛膝，其味甚苦。

〔颂曰〕宿根黄白色，下抽根十余条，类牛膝而短。直上生苗，高尺余。四月生叶如嫩蒜，细茎如小竹枝。七月开花，如牵牛花，作铃铎状，青碧色。冬后结子，苗便枯。俗呼草龙胆。又有山龙胆，味苦涩，其叶经霜雪不凋。山人用治四肢疼痛，与此同类而别种也。采无时。

根

【修治】

〔敩曰〕采得阴干。用时，铜刀切去须、土、头、子，锉细，甘草汤浸一宿，漉出，暴干用。

【气味】

苦、涩，大寒，无毒。

〔敩曰〕空腹饵之，令人溺不禁。

〔之才曰〕贯众、小豆为之使，恶地黄、防葵。

【主治】

骨间寒热，惊痫邪气，续绝伤，定五脏，杀蛊毒。（《本经》）

除胃中伏热，时气温热，热泄下痢，去肠中小虫，益肝胆气，止惊惕。久服益智不忘，轻身耐老。（《别录》）

治小儿壮热骨热，惊痫入心，时

疾热黄。痈肿口疮。（甄权）

客忤疳气，热病狂语，明目止烦，治疮疥。（《大明》）

去目中黄及睛赤肿胀，淤肉高起，痛不可忍。（元素）

退肝经邪热，除下焦湿热之肿，泻膀胱火。（李杲）

疗咽喉痛，风热盗汗。（时珍）

【发明】

〔元素曰〕龙胆味苦性寒，气味俱厚，沉而降，阴也，足厥阴、少阳经气分药也。其用有四：除下部风湿，一也；及湿热，二也；脐下至足肿痛，三也；寒湿脚气，四也。下行之功与防己同，酒浸则能上行，外行以柴胡为主，龙胆为使，治眼中疾必用之药。

〔好古曰〕益肝胆之气而泄火。

〔时珍曰〕相火寄在肝胆，有泻无补，故龙胆之益肝胆之气，正以其能泻肝胆之邪热也。但大苦大寒，过服恐伤胃中生发之气，反助火邪，亦久服黄连反从火化之义。《别录》久服轻身之说，恐不足信。

【附方】旧四，新六。

伤寒发狂草龙胆为末，入鸡子清、白蜜，化凉水服二钱。（《伤寒蕴要》）

四肢疼痛山龙胆根细切，用生姜自然汁浸一宿，去其性，焙干捣末，水煎一钱匕，温服之。此与龙胆同类别种，经霜不凋。（苏颂《图经本草》）

谷疸劳疸谷疸因食而得，劳疸因劳而得。用龙胆一两，苦参三两，为末，牛胆汁和丸梧子大。先食以麦饮服五丸，日三服，不知稍增。劳疸加龙胆一两，卮子仁三七枚，以猪胆和丸。（《删繁方》）

一切盗汗妇人、小儿一切盗汗，又治伤寒后盗汗不止。龙胆草研末，每服一钱，猪胆汁三两点，入温酒少许调服。（《杨氏家藏方》）

小儿盗汗身热。龙胆草、防风各等分，为末。每服一钱，米饮调下。亦可丸服，及水煎服。（《婴童百问》）

咽喉热痛龙胆擂水服之。（《集简方》）

暑行目涩生龙胆捣汁一合，黄连二寸切烂浸汁一匙，和点之。（《危氏得效方》）

眼中漏脓龙胆草、当归等分，为末。每服二钱，温水下。（《鸿飞集》）

蛔虫攻心刺痛，吐清水。龙胆一两，去头锉，水二盏，煮一盏，隔宿勿食，平旦顿服之。（《圣惠方》）

卒然下血不止。龙胆一虎口，水五升，煮取二升半，分为五服。（姚僧坦《集验方》）

第十四卷　草部（三）

当　归（《本经》中品）

【释名】

乾归《本经》

山蕲《尔雅》

白蕲《尔雅》

文无《纲目》

〔颂曰〕按《尔雅》：薜，山蕲。又云：薜，白蕲。薜音百。蕲即古芹字。郭璞注云：当归也。似芹而粗大。许慎《说文》云：生山中者名薜，一名山蕲。然则当归，芹类也。在平地者名芹，生山中粗大者名当归也。

〔宗奭曰〕今川蜀皆以畦种，尤肥好多脂，不以平地、山中为等差也。

〔时珍曰〕当归本非芹类，特以花叶似芹，故得芹名。古人娶妻为嗣续也，当归调血为女人要药，有思夫之意，故有当归之名，正与唐诗胡麻好种无人种，正是归时又不归之旨相同。崔豹《古今注》云：古人相赠以芍药，相招以文无。文无一名当归，芍药一名将离故也。

〔承曰〕当归治妊妇产后恶血上冲，仓卒取效。气血昏乱者，服之即定。能使气血各有所归，恐当归之名必因此出也。

【集解】

〔《别录》曰〕当归生陇西川谷，二月、八月采根阴干。

〔弘景曰〕今陇西四阳黑水当归，多肉少枝气香，名马尾当归。西川北部当归，多根枝而细。历阳所出者，色白而气味薄，不相似，呼为草当归，缺少时亦用之。

〔恭曰〕今出当州、宕州、翼州、松州，以宕州者最胜。有二种：一种似大叶芎䓖者，名马尾当归，今人多用；一种似细叶芎䓖者，名蚕头当归，即陶称历阳者，不堪用，茎叶并卑下于芎䓖。

〔颂曰〕今川蜀、陕西诸郡及江宁府、滁州皆有之，以蜀中者为胜。春生苗，绿叶有三瓣。七八月开花似莳萝，浅紫色。根黑黄色，以肉厚而不枯者为胜。

〔时珍曰〕今陕、蜀、秦州、汶州诸处人多栽莳为货。以秦归头圆尾多色紫气香肥润者，名马尾归，最胜他处；头大尾粗色白坚枯者，为镵头归，止宜入发散药尔。韩丞言川产者力刚而善攻，秦产者力柔而善补，是矣。

根

【修治】

〔敩曰〕凡用去芦头，以酒浸一宿入药。止血破血，头尾效各不同。若要破血，即使头一节硬实处。若要止痛止血，即用尾。若一并用，服食无效，不如不使，惟单使妙也。

〔元素曰〕头止血，尾破血，身和血，全用即一破一止也。先以水洗净土。治上酒浸，治外酒洗过，或火干、日干、人药。

〔杲曰〕头止血而上行，身养血而中守，梢破血而下流，全活血而不走。

〔时珍曰〕雷、张二氏所说头尾功效各异。凡物之根，身半已上，气脉上行，法乎天；身半已下，气脉下行，法乎地。人身法象天地，则治上当用头，治中当用身，治下当用尾，通治则全用，乃一定之理也。当以张氏之说为优。凡晒干乘热纸封瓮收之，不蛀。

【气味】

甘，温，无毒。

〔《别录》曰〕辛，大温。

〔普曰〕神农、黄帝、桐君、扁鹊：甘，无毒。岐伯、雷公：辛，无毒。李当之：小温。

〔杲曰〕甘、辛，温，无毒。气厚味薄，可升可降，阳中微阴，入手少阴、足太阴、厥阴经血分。

〔之才曰〕恶蔄茹、湿面，畏菖蒲、海藻、牡蒙、生姜，制雄黄。

【主治】

咳逆上气，温疟寒热洗洗在皮肤中，妇人漏下绝子，诸恶疮疡金疮，煮汁饮之。(《本经》)

温中止痛，除客血内塞，中风痓汗不出，湿痹中恶，客气虚冷，补五脏，生肌肉。(《别录》)

止呕逆，虚劳寒热，下痢腹痛齿痛，女人沥血腰痛，崩中，补诸不足。(甄权)

治一切风，一切血，补一切劳，

破恶血，养新血，及症癖，肠胃冷。（《大明》）

治头痛，心腹诸痛，润肠胃筋骨皮肤，治痈疽，排脓止痛，和血补血。（时珍）

主痿癖嗜卧，足下热而痛。冲脉为病，气逆里急。带脉为病，腹痛，腰溶溶如坐水中。（好古）

【发明】

〔权曰〕患人虚冷者，加而用之。

〔承曰〕世俗多谓惟能治血，而《金匮》《外台》《千金》诸方皆为大补不足、决取立效之药。古方用治妇人产后恶血上冲，取效无急于此。凡气血昏乱者，服之即定。可以补虚，备产后要药也。

〔宗奭曰〕《药性论》补女子诸不足一说，尽当归之用矣。

〔成无己曰〕脉者，血之府，诸血皆属心。凡通脉者，必先补心益血。故张仲景治手足厥寒、脉细欲绝者，用当归之苦温以助心血。

〔元素曰〕其用有三：一心经本药，二和血，三治诸病夜甚。凡血受病，必须用之。血壅而不流则痛，当归之甘温能和血，辛温能散内寒，苦温能助心散寒，使气血各有所归。

〔好古曰〕入手少阴，以其心生血也。入足太阴，以其脾裹血也。入足厥阴，以其肝藏血也。头能破血，身能养血，尾能行血。全用，同人参、黄芪，则补气而生血；同牵牛、大黄则行气而破血。从桂、附、茱萸则热，从大黄、芒消则寒。佐使分定，用者当知。酒蒸治头痛，诸痛皆属木，故以血药主之。

〔机曰〕治头痛，酒煮服清，取其浮而上也。治心痛，酒调末服，取其浊而半沉半浮也。治小便出血，用酒煎服，取其沉入下极也。自有高低之分如此。王海藏言当归血药，如何治胸中咳逆上气？按当归其味辛散，乃血中气药也。况咳逆上气，有阴虚阳无所附者，故用血药补阴，则血和而气降矣。

〔韩𢘆曰〕当归主血分之病。川产力刚可攻，秦产力柔宜补。凡用，本病宜酒制，有痰以姜制，导血归源之理。血虚以人参、石脂为佐，血热以生地黄、条芩为佐，不绝生化之源。血积配以大黄。要之，血药不容舍当归。故古方四物汤以为君，芍药为臣，地黄为佐，芎䓖为使也。

【附方】旧八，新一十九。

血虚发热当归补血汤：治肌热燥热，目赤面红，烦渴引饮，昼夜不息，其脉洪大而虚，重按全无力，此血虚之候也。得于饥困劳役，证象白虎，但脉不长实为异耳。若误服白虎汤即死，宜此主之。当归身酒洗二钱，绵黄芪蜜炙一两，作一服，水二钟，煎一钟，空心温服。日再服。东垣《兰室秘藏》。

失血眩晕凡伤胎去血，产后去血，崩中去血，金疮去血，拔牙去血，一切去血过多，心烦眩晕，闷绝不省人事。当归二两，芎䓖一两，每用五钱，水七分，酒三分，煎七分，热服，日再。《妇人良方》

衄血不止当归焙研末，每服一钱，米饮调下。《圣济录》

小便出血当归四两，锉，酒三升，煮取一升，顿服。《肘后》

头痛欲裂当归二两，酒一升，煮取六合，饮之，日再服。《外台秘要》方。

内虚目暗补气养血。用当归生晒六两，附子火炮一两，为末，炼蜜丸梧子大。每服三十丸，温酒下，名六一丸。《圣济总录》

心下痛刺当归为末，酒服方寸匕。《必效方》

手臂疼痛当归三两切，酒浸三日，温饮之。饮尽，别以三两再浸，以瘥为度。《事林广记》

温疟不止当归一两，水煎饮，日一服。《圣济总录》

久痢不止当归二两，吴茱萸一两，同炒香，去萸不用，为末，蜜丸梧子大。每服三十丸，米饮下，名胜金丸。《普济方》

大便不通当归、白芷等分，为末。每服二钱，米汤下。《圣济总录》

妇人百病诸虚不足者。当归四两，地黄二两，为末，蜜丸梧子大。每食前，米饮下十五丸。《太医支法存方》

月经逆行从口鼻出。先以京墨磨汁服，止之。次用当归尾、红花各三钱，水一钟半，煎八分，温服，其经即通。《简便方》

室女经闭当归尾、没药各一钱，为末，红花浸酒，面北饮之，一日一服。《普济方》

妇人血气脐下气胀，月经不利，血气上攻欲呕，不得睡。当归四钱，于漆烧存性二钱，为末，炼蜜丸梧子大。每服十五丸，温酒下。《永类方》

堕胎下血不止。当归焙一两，葱白一握，每服五钱，酒一盏半，煎八分，温服。《圣济总录》

妊娠胎动神妙。佛手散：治妇人妊娠伤动，或子死腹中，血下疼痛，口噤欲死。服此探之，不损则痛止，已损便立下，此乃徐王神验方也。当归二两，芎䓖一两，为粗末。每服三钱，水一盏，煎令泣泣欲干，投酒一

盏，再煎一沸，温服，或灌之。如人行五里，再服。不过三五服，便效。张文仲《备急方》

产难胎死横生倒生。用当归三两，芎䓖一两，为末，先以大黑豆炒焦，入流水一盏，童便一盏，煎至一盏，分为二服。未效再服。《妇人良方》

倒产子死不出。当归末，酒服方寸匕。《子母秘录》

产后血胀腹痛引胁。当归二钱，干姜炮五分，为末。每服三钱，水一盏，煎八分，入盐、酢少许，热服。妇人良方。

产后腹痛如绞。当归末五钱，白蜜一合，水一盏，煎一盏，分为二服。未效再服。《妇人良方》

产后自汗壮热，气短，腰脚痛不可转。当归三钱，黄芪合芍药酒炒各二钱，生姜五片，水一盏半，煎七分，温服。《和剂局方》

产后中风不省人事，口吐涎沫，手足瘈疭。当归、荆芥穗等分，为末。每服二钱，水一盏，酒少许，童尿少许，煎七分，灌之，下咽即有生意，神效。《圣惠方》

小儿胎寒好啼，昼夜不止，因此成痫。当归末一小豆大，以乳汁灌之，日夜三四度。《肘后方》

小儿脐湿不早治，成脐风。或肿赤，或出水。用当归末傅之。一方，入麝香少许。一方，用胡粉等分。试之最验。若愈后因尿入复作，再傅即愈。《圣惠方》

汤火伤疮焮赤溃烂，用此生肌，拔热止痛。当归、黄蜡各一两，麻油四两，以油煎当归焦黄，去滓，纳蜡搅成膏，出火毒，摊贴之。《和剂局方》

白黄色枯舌缩，恍惚若语乱者死。当归、白术二两，水煎，入生芐汁、蜜和服。《三十六黄方》

白　芷（《本经》中品）

【释名】

白茝音止，又昌海切

芳香《本经》

泽芬《别录》

苻蓠《别录》

虈许骄切

莞音官

叶名蒚麻音力

药音药

〔时珍曰〕徐锴云，初生根干为芷，则白芷之义取乎此也。王安石《字说》云：茝香可以养鼻，又可养体，故茝字从𦣞。𦣞音怡，养也。许慎《说文》云：晋谓之虈，齐谓之臣，楚谓之蓠，又谓之药。生于下泽，芬芳与兰同德，故骚人以兰茝为咏，而本草有芳香、泽芬之名，古人谓之香白芷云。

【集解】

〔《别录》曰〕白芷生河东川谷下泽，二月、八月采根暴干。

〔弘景曰〕今处处有之，东间甚多。叶可合香。

〔颂曰〕所在有之，吴地尤多。根长尺余，粗细不等，白色。枝干去地五寸以上。春生叶，相对婆娑，紫色，阔三指许。花白微黄。入伏后结子，立秋后苗枯。二月、八月采根暴干。以黄泽者为佳。

〔敩曰〕凡采勿用四条一处生者，名丧公藤。又勿用马兰根。

根

【修治】

〔敩曰〕采得刮去土皮，细锉，以黄精片等分，同蒸一伏时，晒干去黄精用。

〔时珍曰〕今人采根洗刮寸截，以石灰拌匀，晒收，为其易蛀，并欲色白也。入药微焙。

【气味】

辛，温，无毒。

〔元素曰〕气温，味苦、大辛，气味俱轻，阳也。手阳明引经本药，同升麻则通行手、足阳明经，亦入手太阴经。

〔之才曰〕当归为之使，恶旋覆花，制雄黄、硫黄。

【主治】

妇人漏下赤白，血闭阴肿，寒热，头风侵目泪出，长肌肤，润泽颜色。可作面脂。(《本经》)

疗风邪，久渴吐呕，两胁满，风痛头眩目痒。可作膏药。(《别录》)

治目赤胬肉，去面皯疵瘢，补胎漏滑落，破宿血，补新血，乳痈发背瘰疬，肠风痔瘘，疮痍疥癣，止痛排脓。(《大明》)

能蚀脓，止心腹血刺痛，女人沥血腰痛，血崩。(《甄权》)

解利手阳明头痛，中风寒热，及肺经风热，头面皮肤风痹燥痒。(元素)

治鼻渊鼻衄，齿痛，眉棱骨痛，大肠风秘，小便去血，妇人血风眩晕，翻胃吐食，解砒毒蛇伤，刀箭金疮。(时珍)

【发明】

〔杲曰〕白芷疗风通用，其气芳香，能通九窍，表汗不可缺也。

〔刘完素曰〕治正阳明头痛，热

厥头痛，加而用之。

〔好古曰〕同辛夷、细辛用治鼻病，入内托散用长肌肉，则入阳明可知矣。

〔时珍曰〕白芷色白味辛，行手阳明庚金；性温气厚，行足阳明戊土；芳香上达，入手太阴肺经。肺者，庚之弟，戊之子也。故所主之病不离三经。如头目眉齿诸病，三经之风热也；如漏带痈疽诸病，三经之湿热也。风热者辛以散之，湿热者温以除之。为阳明主药，故又能治血病胎病，而排脓生肌止痛。按王璆《百一选方》云：王定国病风头痛，至都梁求明医杨介治之，连进三丸，即时病失。恳求其方，则用香白芷一味，洗晒为末，炼蜜丸弹子大。每嚼一丸，以茶清或荆芥汤化下。遂命名都梁丸。其药治头风眩晕，女人胎前产后，伤风头痛，血风头痛，皆效。戴原礼《要诀》亦云：头痛挟热，项生磊块者，服之甚宜。又《臞仙神隐书》言种白芷能辟蛇，则夷坚志所载治蝮蛇伤之方，亦制以所畏也，而《本草》不曾言及。

〔宗奭曰〕药性论言白芷能蚀脓。今人用治带下，肠有败脓，淋露不已，腥秽殊甚，遂致脐腹冷痛，皆由败脓血所致，须此排脓。白芷一两，单叶红蜀葵根二两，白芍药、白枯矾各半

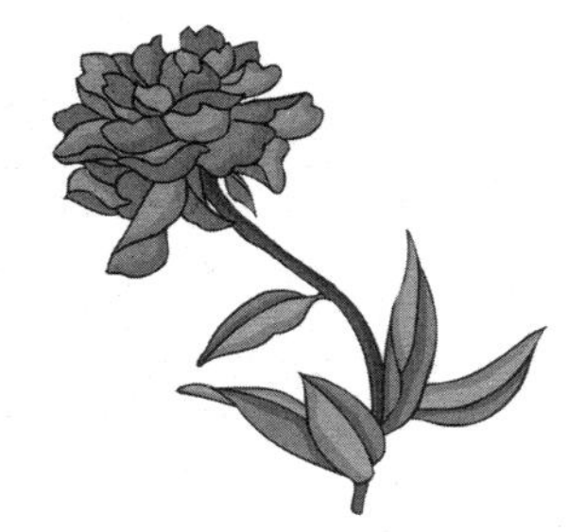

两，为末，以蜡化丸梧子大。每空心及饭前，米饮下十丸或十五丸。俟脓尽，乃以他药补之。

【附方】旧一，新三十四。

一切伤寒神白散，又名圣僧散：治时行一切伤寒，不问阴阳轻重、老少男女孕妇，皆可服之。用白芷一两，生甘草半两，姜三片，葱白三寸，枣一枚，豉五十粒，水二碗，煎服取汁。不汗再服。病至十余日未得汗者，皆可服之。此药可卜人之好恶也。如煎得黑色，或误打翻，即难愈；如煎得黄色，无不愈者。煎时要至诚，忌妇人鸡犬见。《卫生家宝方》

一切风邪方同上。

风寒流涕香白芷一两，荆芥穗一钱，为末，蜡茶点服二钱。百一选方。

小儿流涕是风寒也。白芷末、葱白，捣丸小豆大，每茶下二十丸。仍以白芷末，姜汁调，涂太阳穴，乃食热葱粥取汁。《圣惠方》

小儿身热白芷煮汤浴之，取汗避风。《子母秘录》

头面诸风香白芷切，以萝卜汁浸透，日干为末，每服二钱，白汤下。或以嗃鼻。《直指方》。

偏正头风百药不治，一服便可，天下第一方也。香白芷炒二两五钱，川芎炒、甘草炒、川乌头半生半熟各一两，为末。每服一钱，细茶、薄荷汤调下。《谈野翁试效方》。

头风眩晕都梁丸，见发明下。

眉棱骨痛属风热与痰。白芷、片芩酒炒等分，为末。每服二钱，茶清调下。《丹溪纂要》。

风热牙痛香白芷一钱，朱砂五分，为末，蜜丸芡子大，频用擦牙。此乃濠州一村妇以医人者，庐州郭医云，绝胜他药也。或以白芷、吴茱萸等分，浸水漱涎。《医林集要》。

一切眼疾白芷、雄黄为末，炼蜜丸龙眼大，朱砂为衣。每服一丸，食后茶下，日二服。名还睛丸。《普济方》。

口齿气臭《百一选方》：用香白芷七钱，为末，食后井水服一钱。《济生方》：用白芷、川芎等分，为末，蜜丸芡子大，日噙之。

盗汗不止太平白芷一两，辰砂半两，为末。每服二钱，温酒下，屡验。《朱氏集验方》。

血风反胃香白芷一两，切片，瓦炒黄为末。用猪血七片，沸汤泡七次，蘸末食之，日一次。《妇人良方》。

脚气肿痛白芷、芥子等分，为末，姜汁和，涂之效。《医方摘要》。

妇人白带白芷四两，以石灰半斤，淹三宿，去灰切片，炒研末。酒服二钱，日二服。《医学集成》。

妇人难产白芷五钱，水煎服之。《唐瑶经验》。

胎前产后乌金散：治胎前产后虚损，月经不调，崩漏及横生逆产。用白芷、百草霜等分，为末，以沸汤入童子小便同醋调服二钱。丹溪加滑石，以芎归汤调之。《普济方》

大便风秘香白芷炒，为末。每服二钱，米饮入蜜少许，连进二服。十便良方。小便气淋结涩不通。白芷醋浸焙干，二两，为末。煎木通、甘草酒调下一钱，连进二服。《普济方》。

鼻衄不止就以所出血调白芷末，涂山根，立止。《简便方》。

小便出血白芷、当归等分，为末，米饮每服二钱。《经验方》。

肠风下血香白芷为末，每服二钱，米饮下，神效。余居士选奇方。

痔漏出血方同上，并煎汤熏洗。《直指方》。

痔疮肿痛先以皂角烟熏之，后以鹅胆汁调白芷末涂之，即消。《医方摘要》。

肿毒热痛醋调白芷末傅之。《卫生易简方》。

乳痈初起白芷、贝母各二钱，为末，温酒服之。《秘传外科方》。

疔疮初起白芷一钱，生姜一两，擂酒一盏，温服取汁，即散。此陈指挥方也。《袖珍方》。

痈疽赤肿白芷、大黄等分，为末，米饮服二钱。《经验方》。

小儿丹瘤游走入腹必死。初发，急以截风散截之。白芷、寒水石为末，生葱汁调涂。《全幼心鉴》。

刀箭伤疮香白芷嚼烂涂之。《集简方》。

解砒石毒白芷末，井水服二钱。《事林广记》。

诸骨哽咽白芷、半夏等分，为末。水服一钱，即呕出。《普济方》。

毒蛇伤螫临川有人被蝮伤，即昏死，一臂如股，少顷遍身皮胀，黄黑色。一道人以新汲水调香白芷末一斤，灌之。觉脐中搰搰然，黄水自口出，腥秽逆人，良久消缩如故云。以麦门冬汤调尤妙，仍以末搽之。又经出寺僧为蛇伤，一脚溃烂，百药不愈。一游僧以新水数洗净腐败，见白筋，挹干，以白芷末，入胆矾、麝香少许掺之，恶水涌出。日日如此，一月平复。洪迈《夷坚志》。

叶

【主治】

作浴汤，去尸虫。（《别录》）

浴丹毒瘾疹风瘙。（《时珍》）

【附方】新一。

小儿身热白芷苗、苦参等分，煎浆水，入盐少许洗之。《卫生总微论》。

芍　药

（芍音杓，又音勺《本经》中品）

【释名】

将离《纲目》

犁食《别录》

白术《别录》

余容《别录》

铤《别录》

白者名金芍药《图经》

赤者名木芍药

〔时珍曰〕芍药，犹婥约也。婥约，美好貌。此草花容婥约，故以为名。萝愿《尔雅翼》言：制食之毒，莫良于勺，故得药名，亦通。《郑风》诗云：伊其相谑，赠之以芍药。《韩诗外传》云：勺药，离草也。董子云：勺药一名将离，故将别赠之。俗呼其花之千叶者为小牡丹，赤者为木芍药，与牡丹同名也。

【集解】

〔《别录》曰〕芍药生中岳川谷及丘陵，二月、八月采根暴干。

〔弘景曰〕今出白山、蒋山、茅山最好，白而长尺许。余处亦有而多赤，赤者小利。

〔志曰〕此有赤白两种，其花亦有赤白二色。

〔颂曰〕今处处有之，淮南者胜。春生红芽作丛，茎上三枝五叶，似牡丹而狭长，高一二尺。夏初开花，有红白紫数种，结子似牡丹子而小。秋时采根。崔豹《古今注》云：芍药有二种：有草芍药，木芍药。木者花大而色深，俗呼为牡丹，非矣。《安期生服炼法》：芍药有金芍药，色白多脂肉；木芍药，色紫瘦多脉。

〔承曰〕《本经》芍药生丘陵。今世多用人家种植者，乃欲其花叶肥大，必加粪壤。每岁八九月取根分削，因利以为药。今淮南真阳尤多，根虽肥大而香味不佳，入药少效。

〔时珍曰〕今药中所用，亦多取扬州者。十月生芽，至春乃长，三月开花。其品凡三十余种，有千叶、单叶、楼子之异。入药宜单叶之根，气味全厚。根之赤白，随花之色也。

根

【修治】

〔敩曰〕凡采得，竹刀刮去皮并头土，锉细，以蜜水拌蒸，从巳至未，晒干用。

〔时珍曰〕今人多生用，惟避中寒者以酒炒，入女人血药以醋炒耳。

【气味】

苦，平，无毒。

〔《别录》曰〕酸，微寒，有小毒。

〔普曰〕神农：苦。桐君：甘，无毒。岐伯：咸。雷公：酸。李当之：小寒。

〔元素曰〕性寒，味酸，气厚味薄，升而微降，阳中阴也。

〔杲曰〕白芍药酸，平，有小毒，可升可降，阴也。

〔好古曰〕味酸而苦，气薄味厚，阴也，降也，为手足太阴行经药，入肝脾血分。

〔之才曰〕须丸为之使，恶石斛、芒消，畏消石、鳖甲、小蓟，反藜芦。

〔禹锡曰〕别本须丸作雷丸。

〔时珍〕同白术补脾，同芎䓖泻肝，同人参补气，同当归补血，以酒炒补阴，同甘草止腹痛，同黄连止泻痢，同防风发痘疹，同姜、枣温经散湿。

【主治】

邪气腹痛，除血痹，破坚积，寒热疝瘕，止痛，利小便，益气。(《本经》)

通顺血脉，缓中，散恶血，逐贼血，去水气，利膀胱大小肠，消痈肿，时行寒热，中恶腹痛腰痛。(《别录》)

治脏腑拥气，强五脏，补肾气，治时疾骨热，妇人血闭不通，能蚀脓。(甄权)

女人一切病，胎前产后诸疾，治风补劳，退热除烦益气，惊狂头痛，目赤明目，肠风泻血痔瘘，发背疮疥。(《大明》)

泻肝，安脾肺，收胃气，止泻利，固腠理，和血脉，收阴气，敛逆气。(元素)

理中气，治脾虚中满，心下痞，胁下痛，善噫，肺急胀逆喘咳，太阳鼽衄目涩，肝血不足，阳维病苦寒热，带脉病苦腹痛满，腰溶溶如坐水中。(好古)

止下痢腹痛后重。(时珍)

【发明】

〔志曰〕赤者利小便下气，白者止痛散血。

〔大明曰〕赤者补气，白者补血。

〔弘景曰〕赤者小利，俗方以止痛不减当归。白者道家亦服食之，及煮石用。

〔成无己曰〕白补而赤泻，白收而赤散。酸以收之，甘以缓之，故酸甘相一合，用补阴血。收逆气而除肺燥。又云：芍药之酸，敛津液而益营血，收阴气而泄邪热。

〔元素曰〕白补赤散，泻肝补脾胃。酒浸行经，止中部腹痛。与姜同用，温经散湿通塞，利腹中痛，胃气不通。白芍入脾经补中焦，乃下利必用之药。盖泻利皆太阴病，故不可缺此。得炙甘草为佐，治腹中痛，夏月少加黄芩，恶寒加桂，此仲景神方也。其用凡六：安脾经，一也；治腹病，二也；收胃气，三也；止泻痢，四也；和血脉，五也；固腠理，六也。

〔宗奭曰〕芍药须用单叶红花者为佳，然血虚寒人禁之。古人云：减芍药以避中寒。诚不可忽。

〔震亨曰〕芍药泻脾火，性味酸寒，冬月必以酒炒。凡腹痛多是血脉凝涩，亦必酒炒用。然止能治血虚腹痛，余并不治。为其酸寒收敛，无温散之功也。下痢腹痛必炒用，后重者不炒。产后不可用者，以其酸寒伐生发之气也。必不得已，亦酒炒用之。

〔时珍曰〕白芍药益脾，能于土中泻木。赤芍药散邪，能行血中之滞。《日华子》言赤补气，白治血，欠审矣。产后肝血已虚，不可更泻，故禁之。酸寒之药多矣，何独避芍药耶？以此颂曰张仲景治伤寒多用芍药，以其主寒热、利小便故也。杲曰：或言古人以酸涩为收，《本经》何以言利小便？曰：芍药能益阴滋湿而停津液，故小便自行，非因通利也。曰：又言缓中何也？曰：损其肝者缓其中，即调血也，故四物汤用芍药。大抵酸涩者为收敛停湿之剂，故主手足太阴经收敛之体，又能治血海而入于九地之下，后至厥阴经。白者色在西方，故补；赤者色在南方，故泻。

【附方】旧六，新一十。

服食法

〔颂曰〕《安期生服炼芍药法》云：芍药有二种：救病用金芍药，色白多脂肉；其木芍药，色紫瘦多脉。若取审看，勿令差错。凡采得，净洗去皮，以东流水煮百沸，阴干。停三日，又于木甑内蒸之，上覆以净黄土，一日夜熟，出阴干，捣末。以麦饮或酒服三钱匕，日三。服满三百日，可以登岭绝谷不饥。《图经本草》。

腹中虚痛白芍药三钱，炙甘草一钱，夏月加黄芩五分，恶寒加肉桂一钱，冬月大寒再加桂一钱。水二盏，煎一半，温服。洁古《用药法象》。

风毒骨痛在髓中，芍药二分，虎骨一两，炙为末，夹绢袋盛，酒三升，渍五日。每服三合，日三服。《经验后方》。

脚气肿痛白芍药六两，甘草一两，为末，白汤点服。《事林广记》。

消渴引饮白芍药、甘草等分，为末。每用一钱，水煎服，日三服。鄂渚辛祐之患此九年，服药止而复作。苏朴授此方，服之七日顿愈。古人处方，殆不可晓，不可以平易而忽之也。陈日华《经验方》。

小便五淋赤芍药一两，槟榔一个，面裹煨，为末。每服一钱，水一盏，煎七分，空心服。《博济方》。

衄血不止赤芍药为末，水服二钱匕。《事林广记》。

衄血咯血白芍药一两，犀角末二钱半，为末。新水服一钱匕，血止为限。《古今录验》

崩中下血小腹痛甚者。芍药一两，炒黄色，柏叶六两，微炒。每服二两，水一升，煎六合，入酒五合，再煎七合，空心分为两服。亦可为末，酒服二钱。《圣惠方》

经水不止白芍药、香附子、熟艾叶各一钱半，水煎服之。《熊氏补遗》

血崩带下赤芍药、香附子等分，为末。每服二钱，盐一捻，水一盏，煎七分，温服。日二服，十服见效。名如神散。《良方》

赤白带下年深月久不瘥者。取白芍药三两，并干姜半两，锉熬令黄，捣末。空心水饮服二钱匕，日再服。《广济方》：只用芍药炒黑，研末，酒服之。《贞元广利方》。

金疮血出白芍药一两，熬黄为末，酒或米饮服二钱，渐加之，仍以末傅疮上即止，良验。《广利方》。

痘疮胀痛白芍药为末，酒服半钱匕。《痘疹方》。

木舌肿满塞口杀人。红芍药、甘草煎水热漱。《圣济总录》。

鱼骨哽咽白芍药嚼细咽汁。《事林广记》。

藿　香（宋《嘉祐》）

【校正】

〔承曰〕宜入草部。

【释名】

兜娄婆香

〔时珍曰〕豆叶曰藿，其叶似之，故名。《楞严经》云：坛前以兜娄婆香煎水洗浴。即此。《法华经》谓之多摩萝跋香，《金光明经》谓之钵怛萝香，皆兜娄二字梵言也。涅槃又谓之迦算香。

【集解】

〔禹锡曰〕按南州异物志云：藿香出海边国，形如都梁，叶似水苏，可着衣服中。嵇含南方草木状云：出交阯、九真、武平、兴古诸地，吏民自种之，榛生，五六月采，日干乃芬香。

〔颂曰〕藿香岭南多有之，人家亦多种。二月生苗，茎梗甚密，作丛，叶似桑而小薄，六月、七月采之，须黄色乃可收。金楼子及俞益期笺皆云：扶南国人言：五香共是一木。其根是旃檀，节是沈香，花是鸡舌，叶是藿香，胶是熏陆。故《本草》以五香共条，义亦出此。今南中藿香乃是草类，与嵇含所说正相符合。范晔《合香方》云：零藿虚燥。古人乃以合熏香。即此扶南之说，似涉欺罔也。

〔时珍曰〕藿香方茎有节中虚，叶微似茄叶。洁古、东垣惟用其叶，不用枝梗。今人并枝梗用之，因叶多伪故耳。《唐史》云：顿逊国出藿香，插枝便生，叶如都梁者，是也。刘欣期交州记言藿香似苏合香者，谓其气相似，非谓形状也。

枝叶

【气味】

辛，微温，无毒。

〔元素曰〕辛、甘。又曰：甘、苦，气厚味薄，浮而升，阳也。

〔杲曰〕可升可降，阳也。入手、足太阴经。

【主治】

风水毒肿，去恶气，止霍乱心腹痛。(《别录》)

脾胃吐逆为要药。(苏颂)

助胃气，开胃口。进饮食。（元素）

温中快气，肺虚有寒，上焦壅热，饮酒口臭，煎汤漱口。(好古)

【发明】

〔杲曰〕芳香之气助脾胃，故藿香能止呕逆，进饮食。

〔好古曰〕手、足太阴之药。故入顺气乌药散，则补肺；入黄芪四君子汤，则补脾也。

【附方】新六。

升降诸气藿香一两，香附炒五两，为末，每以白汤点服一钱。《经效济世方》

霍乱吐泻垂死者，服之回生。用藿香叶、陈皮各半两，水二盏，煎一盏，温服。《百一选方》。

暑月吐泻滑石炒二两，藿香二钱半，丁香五分，为末。每服一二钱，淅米泔调服。禹讲师经验方。

胎气不安气不升降，呕吐酸水。香附、藿香、甘草二钱，为末。每服二钱，入盐少许，沸汤调服之。《圣惠》。

香口去臭藿香洗净，煎汤，时时噙漱。《摘玄方》。

冷露疮烂藿香叶、细茶等分，烧灰，油调涂叶上贴之。《应验方》。

薄　荷（《唐本草》）

【释名】

菝蔄音跋活

蕃荷菜蕃音鄱

吴菝蔄（《食性》）

南薄荷（《衍义》）

金钱薄荷

〔时珍曰〕薄荷，俗称也。陈士良《食性本草》作菝蔄，扬雄《甘泉赋》作茇葀，吕忱《字林》作茇苦，则薄荷之为讹称可知矣。孙思邈《千金方》作蕃荷，又方音之讹也。今人药用，多以苏州者为胜，故陈士良谓之吴菝蔄，以别胡菝蔄也。

〔宗奭曰〕世称此为南薄荷，为

有一种龙脑薄荷，所以别之。

〔机曰〕小儿方多用金钱薄荷，谓其叶小颇圆如钱也，书作金银误矣。

【集解】

〔颂曰〕薄荷处处有之。茎叶似荏而尖长，经冬根不死，夏秋采茎叶曝干。古方稀用，或与薤作齑食，近世治风寒为要药，故人家多莳之。又有胡薄荷，与此相类，但味少甘为别。生江浙间，彼人多以作茶饮之，俗呼新萝薄荷。近汴洛僧寺或植一二本者，《天宝单方》所谓连钱草者是也。又有石薄荷，生江南山石间，叶微小，至冬紫色，不闻有别功用。

〔恭曰〕薄荷，人家种之，亦堪生食。一种蔓生者，功用相似。

〔时珍曰〕薄荷，人多栽莳。二月宿根生苗，清明前后分之。方茎赤色，其叶对生，初时形长而头圆，及长则尖。吴、越、川、湖人多以代茶。苏州所莳者，茎小而气芳，江西者稍粗，川蜀者更粗，入药以苏产为胜。《物类相感志》云：凡收薄荷，须隔夜以粪水浇之，雨后乃可刈收，则性凉，不尔不凉也。野生者，茎叶气味都相似。

茎叶

【气味】

辛，温，无毒。

〔思邈曰〕苦、辛，平。

〔元素曰〕辛、凉。

〔斅曰〕茎性燥。

〔甄权曰〕同薤作齑食相宜。新病瘥人勿食之，令人虚汗不止。瘦弱人久食之，动消渴病。

【主治】

贼风伤寒发汗，恶气心腹胀满，霍乱，宿食不消，下气，煮汁服之，发汗，大解劳乏，亦堪生食。（《唐本》）

作菜久食，却肾气，辟邪毒，除劳气，令人口气香洁，煎汤洗漆疮。（思邈）

通利关节，发毒汗，去愤气，破血止痢。（甄权）

疗阴阳毒，伤寒头痛，四季宜食。（士良）

治中风失音吐痰。《日华》

主伤风头脑风，通关格，及小儿风涎，为要药。（苏颂）

杵汁服，去心脏风热。（孟诜）

清头目，除风热。《李杲》

利咽喉口齿诸病，治瘰疬疮疥，

风瘙瘾疹。捣汁含漱，去舌胎语涩，挼叶塞鼻，止衄血，涂蜂螫蛇伤。(时珍)

【发明】

〔元素曰〕薄荷辛凉，气味俱薄，浮而升，阳也。故能去高巅及皮肤风热。

〔士良曰〕薄荷能引诸药入营卫，故能发散风寒。

〔宗奭曰〕小儿惊狂壮热，须此引药。又治骨蒸热劳，用其汁与众药熬为膏。猫食薄荷则醉，物相感尔。

〔好古曰〕薄荷，手、足厥阴气分药也。能搜肝气，又主肺盛有余肩背痛，及风寒汗出。

〔时珍曰〕薄荷入手太阴、足厥阴，辛能发散，凉能清利，专于消风散热，故头痛、头风、眼目、咽喉、口齿诸病，小儿惊热及瘰疬疮疥，为要药。戴原礼氏治猫咬，取其汁涂之有效，盖取其相制也。

〔陆农师曰〕薄荷，猫之酒也。犬，虎之酒也。桑椹，鸠之酒也。茵草，鱼之酒也。昝殷《食医心镜》云：薄荷煎豉汤暖酒和饮，煎茶生食，并宜。盖菜之有益者也。

【附方】旧二，新八。

清上化痰利咽膈，治风热。以薄荷末，炼蜜丸芡子大，每噙一丸。白沙糖和之亦可。《简便单方》。

风气瘙痒用大薄荷、蝉蜕等分，为末，每温酒调服一钱。《永类钤方》。

舌胎语蹇薄荷自然汁，和白蜜、姜汁擦之。《医学集成》。

眼弦赤烂薄荷，以生姜汁浸一宿，晒干为末。每用一钱，沸汤炮洗。明目经验方。

瘰疬结核或破未破。以新薄荷二斤，取汁，皂荚一挺，水浸去皮，捣取汁，同于银石器内熬膏。入连翘末半两，连白青皮、陈皮，黑牵牛半生半炒，各一两，皂荚仁一两半，同捣和丸梧子大。每服三十丸，煎连翘汤下。《济生方》。

衄血不止薄荷汁滴之。或以干者水煮，绵裹塞鼻。许学士《本事方》。

血痢不止薄荷叶煎汤常服。《普济》。

水入耳中薄荷汁滴入立效。《经验方》。

蜂虿螫伤薄荷叶挼贴之。《外台秘要》。

火毒生疮冬间向火，火气入内，两股生疮，汁水淋漓者。用薄荷煎汁频涂，立愈。张杲《医说》。

第十五卷 草部（四）

菊（《本经》上品）

【释名】

节华（《本经》）

女节（《别录》）

女华（《别录》）

女茎（《别录》）

日精（《别录》）

更生（《别录》）

傅延年（《别录》）

治蘠（《尔雅》）

金蕊（《纲目》）

阴成（《别录》）

周盈（《别录》）

〔时珍曰〕按陆佃《埤雅》云：菊本作蘜，从鞠。鞠，穷也。《月令》：九月，菊有黄华。华事至此而穷尽，故谓之蘜。节华之名，亦取其应节候也。崔实《月令》云：女节、女华，菊华之名也。治蘠、日精，菊根之名也。《抱朴子》云：仙方所谓日精、更生、周盈，皆一菊而根茎花实之名异也。

〔颂曰〕唐天宝单方图载白菊云：原生南阳山谷及田野中。颍川人呼为回蜂菊，汝南名茶苦蒿，上党及建安郡、顺政郡并名羊欢草，河内名地薇蒿。

【集解】

〔《别录》曰〕菊花生雍州川泽及田野。正月采根，三月采叶，五月采茎，九月采花，十一月采实，皆阴干。

〔弘景曰〕菊有两种：一种茎紫气香而味甘，叶可作羹食者，为真菊；一种青茎而大，作蒿艾气，味苦不堪食者，名苦薏，非真菊也。华正相似，惟以甘苦别之。南阳郦县最多，今近道处处有之，取种便得。又有白菊，茎叶都相似，惟花白，五月取之。《仙经》以菊为妙用，但难多得，宜常服之。

〔藏器曰〕白菊生平泽，五月花，紫白色。

〔颂曰〕处处有之，以南阳菊潭者为佳。初春布地生细苗，夏茂，秋花，冬实。然种类颇多。惟紫茎气香，叶厚至柔者，嫩时可食，花微小，味甚甘者，为真；其茎青而大，叶细气烈似蒿艾，花大味苦者，名苦薏，非真也。南阳菊亦有两种：白菊叶大如艾叶，茎青根细，花白蕊黄；其黄菊叶似茼蒿，花蕊都黄。今服饵家多用白者。又有一种开小花，花瓣下如小珠子，谓之珠子菊，云入药亦佳。

〔宗奭曰〕菊花近世有二十余种。惟单叶花小而黄，绿叶色深小而薄，九月应候而开者是也。邓州白菊单叶者，亦入药。余皆医经不用。

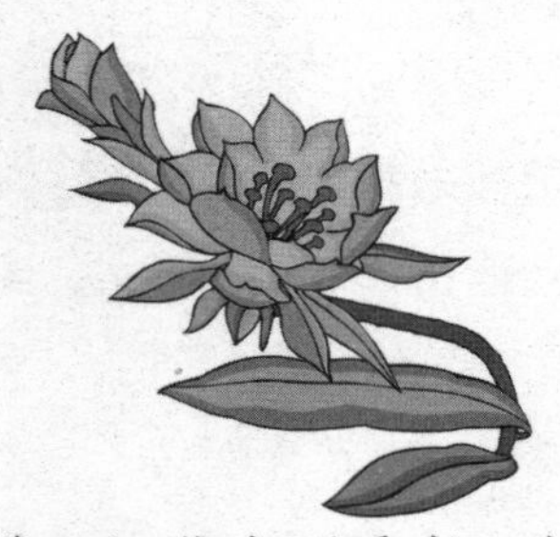

〔瑞曰〕花大而香者，为甘菊；花小而黄者，为黄菊；花小而气恶者，为野菊。

〔时珍曰〕菊之品凡百种，宿根自生，茎叶花色，品品不同。宋人刘蒙泉、范致能、史正志皆有《菊谱》，亦不能尽收也。其茎有株蔓紫赤青绿之殊，其叶有大小厚薄尖秃之异，其花有千叶单叶、有心无心、有子无子、黄白红紫、间色深浅、大小之别，其味有甘苦辛之辨，又有夏菊秋菊冬菊之分。大抵惟以单叶味甘者入药，《菊谱》所载甘菊，邓州黄、邓州白者是矣。甘菊始生于山野，今则人皆栽植之。其花细碎，品不甚高。蕊如蜂窠，中有细子，亦可捺种。嫩叶及花皆可炸食。白菊花稍大，味不甚甘，亦秋月采之。菊之无子者，谓之牡菊。烧灰撒地中，能死蛙黾。说出《周礼》。

花（叶、根、茎、实并同）

【气味】

苦，平，无毒。

〔《别录》曰〕甘。

〔损之曰〕甘者入药，苦者不入药。

〔杲曰〕苦、甘，寒，可升可降，阴中微阳也。

〔时珍曰〕《本经》言菊花味苦，《别录》言菊花味甘。诸家以甘者为菊，苦者为苦薏，惟取甘者入药。谨按张华《博物志》，言菊有两种，苗花如一，惟味小异，苦者不中食。范致能谱序，言惟甘菊一种可食，仍入药饵。其余黄、白二花，皆味苦，虽不可饵，皆可入药。其治头风，则白者尤良。据此二说则是菊类自有甘苦二种，食品须用甘菊，入药则诸菊皆可，但不得用野菊名苦薏者尔。故景焕牧竖闲谈云：真菊延龄，野菊泄人。正如黄精益寿、钩吻杀人之意。

〔之才曰〕术及枸杞根、桑根白皮、青葙叶为之使。

【主治】

诸风头眩肿痛，目欲脱，泪出，皮肤死肌，恶风湿痹。久服利血气，轻身耐老延年。(《本经》)

疗腰痛去来陶陶，除胸中烦热，安肠胃，利五脉，调四肢。（《别录》)。

陶陶，纵缓貌。

治头目风热，风旋倒地，脑骨疼痛，身上一切游风令消散，利血脉，并无所忌。(甄权)

作枕明目，叶亦明目，生熟并可食。(《大明》)

养目血，去翳膜。(元素)

主肝气不足。(好古)

白菊

【气味】

苦、辛，平，无毒。

【主治】

风眩，能令头不白。(弘景)

染髭发令黑。和巨胜、茯苓蜜丸服之，去风眩，变白不老，益颜色。(藏器)

【发明】

〔震亨曰〕黄菊花属土与金，有水与火，能补阴血，故养目。

〔时珍曰〕菊春生夏茂，秋花冬实，备受四气，饱经露霜，叶枯不落，花槁不零，味兼甘苦，性禀平和。昔人谓其能除风热，益肝补阴，盖不知其得金水之精英尤多，能益金水二脏也。补水所以制火，益金所以平木，木平则风息，火降则热除，用治诸风头目，其旨深微。黄者入金水阴分，白者入金水阳分，红者行妇人血分，皆可入药，神而明之，存乎其人。其苗可蔬，叶可啜，花可饵，根实可药，囊之可枕，酿之可饮，自本至末，罔不有功。宜乎前贤比之君子，神农列之上品，隐士采入酒斝，骚人餐其落英。费长房言九日饮菊酒，可以辟不祥。《神仙传》言康风子、朱孺子皆以服菊花成仙。《荆州记》言胡广久病风羸，饮菊潭水多寿。菊之贵重如此，是岂群芳可伍哉？钟会菊有五美赞云：圆花高悬，准天极也。纯黄不杂，后土色也。早植晚发，君子德也。冒霜吐颖，象贞质也。杯中体轻，神仙食也。《西京杂记》言：采菊花茎叶，杂秫米酿酒，至次年九月始熟，用之。

【**附方**】旧五，新六。

服食甘菊《玉函方》云：王子乔变白增年方：用甘菊，三月上寅日采苗，名曰玉英；六月上寅日采叶，名曰容成；九月上寅日采花，名曰金精；十二月上寅日采根茎，名曰长生。四味并阴干，百日取等分，以成日合捣千杵为末，每酒服一钱匕。或以蜜丸梧子大，酒服七丸，一日三服。百日，身轻润泽；一年，发白变黑；服之二年，齿落再生；五年，八十岁老翁，变为儿童也。孟诜云：正月采叶，五月五日采茎，九月九日采花。

服食白菊《太清灵宝方》引：九月九日白菊花二斤，茯苓一斤，并捣萝为末。每服二钱，温酒调下，日三服。或以炼过松脂和丸鸡子大，每服一丸。主头眩，久服令人好颜色不老。

〔藏器曰〕抱朴子言刘生丹法，用白菊汁、莲花汁、地血汁、樗汁，和丹蒸服也。

白菊花酒《天宝单方》：治丈夫、妇人久患头风眩闷，头发干落，胸中痰壅，每发即头旋眼昏，不觉欲倒者，是其候也。先灸两风池各二七壮，并服此酒及散，永瘥。其法：春末夏初，收白菊软苗，阴干捣末，空腹取一方寸匕和无灰酒服之，日再服，渐加三方寸匕。若不饮酒者，但和羹粥汁服，亦得。秋八月合花收暴干，切取三大斤，以生绢袋盛，贮三大斗酒中，经七日服之，日三次，常令酒气相续为佳。苏颂《图经》。

风热头痛菊花、石膏、川芎各三钱，为末。每服一钱半，茶调下。《简便方》。

膝风疼痛菊花、陈艾叶作护膝，久则自除也。吴旻《扶寿方》。

癍痘入目生翳障。用白菊花、谷精草、绿豆皮等分，为末。每用一钱，以干柿饼一枚，粟米泔一盏，同煮候泔尽，食柿，日食三枚。浅者五七日，远者半月，见效。《仁斋直指方》。

病后生翳白菊花、蝉蜕等分，为散。每用二三钱，入蜜少许，水煎服。大人小儿皆宜，屡验。《救急方》。

疔肿垂死菊花一握，捣汁一升，入口即活，此神验方也。冬月采根。《肘后方》。

女人阴肿甘菊苗捣烂煎汤，先熏后洗。危氏得效方。

酒醉不醒九月九日真菊花为末，饮服方寸匕。《外台秘要》。

眼目昏花双美丸：用甘菊花一斤，红椒去目六两，为末，用新地黄汁和丸梧子火。每服五十丸，临卧茶清下。《瑞竹堂方》。

花上水

【主治】

益色壮阳，治一切风。《大明》。

艾（《别录》中品）

【释名】

冰台（《尔雅》）

医草（《别录》）

黄草（《埤雅》）

艾蒿

〔时珍曰〕王安石《字说》云：艾可乂疾，久而弥善，故字从乂。陆佃《埤雅》云：《博物志》言削冰令圆，举而向日，以艾承其影则得火。则艾名冰台，其以此乎？医家用灸百病，故曰灸草。一灼谓之一壮，以壮人为法也。

【集解】

〔《别录》曰〕艾叶生田野，三月三日采，暴干。

〔颂曰〕处处有之，以复道及四明者为佳，云此种灸百病尤胜。初春布地生苗，茎类蒿，叶背白，以苗短者为良。三月三日，五月五日，采叶暴干，陈久方可用。

〔时珍曰〕艾叶《本草》不著土产，但云生田野。宋时以汤阴复道者为佳，四明者图形。近代惟汤阴者谓之北艾，四明者谓之海艾。自成化以来，则以蕲州者为胜，用充方物，天下重之，谓之蕲艾。相传他处艾灸酒坛不能透，蕲艾一灸则直透彻，为异也。此草多生山原。二月宿根生苗成丛，其茎直生，白色，高四五尺。其叶四布，状如蒿，分为五尖，丫上复有小尖，面青背白，有茸而柔厚。七八月叶间出穗如车前穗，细花，结实累累盈枝，中有细子，霜后始枯。皆以五月五日连茎刈取，暴干收叶。先君月池子讳言闻，尝著《蕲艾传》一卷。有赞云：产于山阳，采以端午。治病灸疾，功非小补。又宗懔《荆楚岁时记》云：五月五日鸡未鸣时，采艾似人形者揽而取之，收以灸病甚验。是日采艾为人，悬于户上，可禳毒气。其茎干之，染麻油引火点灸炷，滋润灸疮，至愈不疼。亦可代蓍策，及作烛心。

叶

【修治】

〔宗奭曰〕艾叶干捣，去青滓，取白，入石硫黄末少许，谓之硫黄艾、灸家用之。得米粉少许，可捣为末，入服食药用。

〔时珍曰〕凡用艾叶，须用陈久者，治令细软，谓之熟艾。若生艾灸火，则伤人肌脉。故孟子云：七年之病，求三年之艾。拣取净叶，扬去尖屑，入石臼内木杵捣熟，萝去渣滓，取白者再捣，至柔烂如绵为度。用时焙燥，则灸火得力。入妇人丸散，须以熟艾，用醋煮干，捣成饼子，烘干再捣为末用。或以糯糊和作饼，及酒炒者，皆不佳。洪氏《容斋随笔》云：艾难著力，若入白茯苓三五片同碾，即时可作细末，亦一异也。

【气味】

苦，微温，无毒。

〔恭曰〕生寒，熟热。

〔元素曰〕苦温，阴中之阳。

〔时珍曰〕苦而辛，生温熟热，可升可降，阳也。入足太阴、厥阴、少阴之经。苦酒、香附为之使。

【主治】

灸百病。可作煎，止吐血下痢，下部䘌疮，妇人漏血，利阴气，生肌肉，辟风寒，使人有子。作煎勿令见风。(《别录》)

捣汁服，止伤血，杀蛔虫。（弘景）

主衄血下血，脓血痢，水煮及丸散任用。(苏恭)

止崩血、肠痔血，搨金疮，止腹痛，安胎。苦酒作煎，治癣甚良。捣汁饮，治心腹一切冷气鬼气。(甄权)

治带下，止霍乱转筋，痢后寒热。(《大明》)

治带脉为病，腹胀满，腰溶溶如坐水中。(好古)

温中逐冷除湿。(时珍)

【发明】

〔诜曰〕春月采嫩艾作菜食，或和面作馄饨如弹子，吞三五枚，以饭压之，治一切鬼恶气，长服止冷痢。又以嫩艾作干饼子，用生姜煎服，止泻痢及产后泻血，甚妙。

〔颂曰〕近世有单服艾者，或用蒸木瓜和丸，或作汤空腹饮，甚补虚羸；然亦有毒发则热气冲上，狂躁不能禁，至攻眼有疮出血者，诚不可妄服也。

〔震亨曰〕妇人无子，多由血少不能摄精。俗医谓子宫虚冷，投以辛热，或服艾叶。不知艾性至热，入火灸则气下行，入药服则气上行。《本草》止言其温，不言其热。世人喜温，率多服之，久久毒发，何尝归咎于艾哉！予考苏颂《图经》而因默有感焉。

〔时珍曰〕艾叶生则微苦太辛，熟则微辛太苦，生温熟热，纯阳也。可以取太阳真火，可以回垂绝元阳。服之则走三阴，而逐一切寒湿，转肃杀之气为融和。灸之则透诸经，而治百种病邪，起沉疴之人为康泰，其功亦大矣。苏恭言其生寒，苏颂言其有毒。一则见其能止诸血，一则见其热气上冲，遂谓其性寒有毒，误矣。盖不知血随气而行，气行则血散，热因久服致火上冲之故尔。夫药以治病，中病则止。若素有虚寒痼冷，妇人湿郁带漏之人，以艾和归、附诸药治其病，夫何不可？而乃妄意求嗣，服艾不辍，助以辛热，药性久偏，致使火躁，是谁之咎欤，于艾何尤？艾附丸治心腹少腹诸痛，调女人诸病，颇有深功。胶艾汤治虚痢，及妊娠产后下血，尤著奇效。老人丹田气弱，脐腹畏冷者，以熟艾入布袋兜其脐腹，妙不可言。寒湿脚气，亦宜以此夹入袜内。

【附方】旧二十三，新二十七。

伤寒时气温病头痛，壮热脉盛。以干艾叶三升，水一斗，煮一升，顿服取汗。《肘后方》。

妊娠伤寒壮热，赤斑变为黑斑，溺血。用艾叶如鸡子大，酒三升，煮二升半，分为二服。《伤寒类要》。

妊娠风寒卒中，不省人事，状如中风。用熟艾三两，米醋炒极热，以绢包熨脐下，良久即苏。《妇人良方》。

中风口㖞以苇筒长五寸，一头刺入耳内，四面以面密封，不透风，一头以艾灸之七壮。患右灸左，患左灸右。《胜金方》。

中风口噤熟艾灸承浆一穴，颊车二穴，各五壮。《千金方》。

中风掣痛不仁不随。并以干艾斛许，揉团纳瓦甑中，并下塞诸孔，独留一目，以痛处著甑目，而烧艾熏之，一时即知矣。《肘后方》。

舌缩口噤以生艾捣傅之。干艾浸湿亦可。《圣济录》。

咽喉肿痛医方大成：同嫩艾捣汁，细咽之。《经验方》：用青艾和茎叶一握，同醋捣烂，傅于喉上。冬月取干艾亦得。李亚所传方也。

癫痫诸风熟艾于阴囊下谷道正门当中间，随年岁灸之。《斗门方》。

鬼击中恶卒然着人，如刀刺状，胸胁腹内疞刺切痛不可按，或即吐血、鼻中出血，下血，一名鬼排。以熟艾如鸡子大三枚，水五升，煎二升，顿服。《肘后方》。

小儿脐风撮口。艾叶烧灰填脐中，以帛缚定效。或隔蒜灸之，候口中有艾气立愈。《简便方》。

狐惑虫䘌病人齿无色，舌上白，或喜睡不知痛痒处，或下痢，宜急治下部。不晓此者，但攻其上，而下部生虫，食其肛，烂见五脏，便死也。烧艾于管中，熏下部令烟入，或少加雄黄更妙。罂中烧烟亦可。《肘后方》。

头风久痛蕲艾揉为丸，时时嗅之，以黄水出为度。《青囊杂纂》。

头风面疮痒出黄水。艾叶二两，醋一斤，砂锅煎取汁，每薄纸上贴之，一日一两上。御药院方。

心腹恶气艾叶捣汁饮之。《药性论》。

脾胃冷痛白艾末，沸汤服二钱。《卫生易简方》。

蛔虫心痛如刺，口吐清水。白熟艾一升，水三升，煮一升服，吐虫出。或取生艾捣汁，五更食香脯一片，乃饮一升，当下虫出。《肘后方》。

口吐清水干蕲艾煎汤啜之。《怪证奇方》。

霍乱洞下不止。以艾一把，水三升，煮一升，顿服。《外台秘要》。

老小白痢艾姜丸：用陈北艾四两，干姜炮三两，为末，醋煮仓米糊丸梧子大。每服七十丸，空心米饮下，甚有奇效。《永类方》。

诸痢久下艾叶、陈皮等分，煎汤服之。亦可为末，酒煮烂饭和丸，每盐汤下二三十丸。《圣济总录》。

暴泄不止陈艾一把，生姜一块，水煎热服。《生生编》。

粪后下血艾叶、生姜煎浓汁，服三合。千金方。

野鸡痔病先以槐柳汤洗过，以艾灸上七壮，取效。郎中王及乘骡入西川，数日病痔大作，如胡瓜贯于肠头，其热如火，忽至僵仆，无计。有主邮者云：须灸即瘥。乃用上法灸三五壮，忽觉一道热气入肠中，因大转泻，血秽并出，泻后遂失胡瓜所在矣。《经验方》。

妊娠下血张仲景曰：妇人有漏下者，有半产后下血不绝者，有妊娠下血者，并宜胶艾汤主之。阿胶二两，艾叶三两，芎䓖、甘草各二两，当归、地黄各三两，芍药四两，水五升，清酒三升，煮取三升，乃纳胶令消尽，每温服一升，日三服。《金匮要略》。

妊娠胎动或腰痛，或抢心，或下血不止，或倒产子死腹中。艾叶一鸡子大，酒四升，煮二升，分二服。《肘后方》。

胎动迫心作痛。艾叶鸡子大，以头醋四升，煎二升，分温服。《子母秘录》。

妇人崩中连日不止。熟艾鸡子大，阿胶炒为末半两，干姜一钱，水五盏，先煮艾姜至二盏半，倾出，入胶烊化，分三服，一日服尽。初虞世《古今录验》。

产后泻血不止。干艾叶半两，炙熟老生姜半两，浓煎汤，一服止，妙。孟诜《食疗本草》。

产后腹痛欲死，因感寒起者。陈

蕲艾二斤，焙干，捣铺脐上，以绢覆住，熨斗熨之，待口中艾气出，则痛自止矣。杨诚《经验方》。

忽然吐血一二口，或心衄，或内崩。熟艾三团，水五升，煮二升服。一方：烧灰水服二钱。《千金方》。

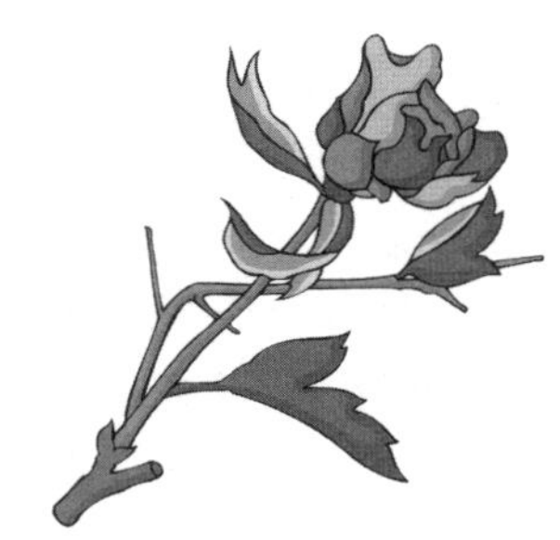

鼻血不止艾灰吹之。亦可以艾叶煎服。《圣惠方》。

盗汗不止熟艾二钱，白茯神三钱，乌梅三个，水一钟，煎八分，临卧温服。通妙真人方。

火眼肿痛以艾烧烟起，用碗覆之，候烟尽，碗上刮煤下，以温水调化洗眼，即瘥。更入黄连尤佳。《斗门方》。

面上皯䵟艾灰、桑灰各三升，以水淋汁，再淋至三遍，以五色布纳于中，同煎，令可丸时，每以少许傅之，自烂脱，甚妙。《外台秘要》。

妇人面疮名粉花疮。以定粉五钱，菜子油调泥碗内，用艾一二团，烧烟熏之，候烟尽，覆地上一夜，取出调搽，永无瘢痕，亦易生肉。谈野翁《试验方》。

身面疣目艾火灸三壮即除。《圣惠方》。

鹅掌风病蕲艾真者四五两，水四五碗，煮五六滚，入大口瓶内盛之，用麻布二层缚之，将手心放瓶上熏之，如冷再热，如神。陆氏《积德堂方》。

疥疮熏法熟蕲艾一两，木鳖子三钱，雄黄二钱，硫黄一钱，为末，揉入艾中，分作四条。每以一条安阴阳丸中，置被里烘熏，后服通圣散。《医方摘要》。

小儿疳疮艾叶一两，水一升，煮取四合，分三服。《备急方》。

小儿烂疮艾叶烧灰傅之，良。《子母秘录》。

臁疮口冷不合。熟艾烧烟熏之。《经验方》。

白癞风疮干艾随多少，以浸曲酿酒如常法，日饮之，觉痹即瘥。《肘后方》。

疔疮肿毒艾蒿一担烧灰，于竹筒中淋取汁，以一二合，和石灰如糊。先以针刺疮至痛，乃点药三遍，其根自拔。玉山韩光以此治人神验。贞观初，衢州徐使君访得此方。予用治三十余人，得效。孙真人《千金方》。

发背初起未成，及诸热肿。以湿纸搨上，先干处是头，著艾灸之。不论壮数，痛者灸至不痛，不痛者灸至痛乃止。其毒即散，不散亦免内攻，神方也。李绛《兵部手集》。

痈疽不合疮口冷滞。以北艾煎汤洗后，白胶熏之。《直指方》。

咽喉骨哽用生艾蒿数升，水、酒共一斗，煮四升，细细饮之，当下。《外台秘要》。

误吞铜钱艾蒿一把，水五升，煎一升，顿服便下。钱相公《箧中方》。

诸虫蛇伤艾灸数壮甚良。《集简方》。

风虫牙痛化蜡少许，摊纸上，铺艾，以箸卷成筒，烧烟，随左右熏鼻，吸烟令满口，呵气，即疼止肿消。靳季谦病此月余，一试即愈。《普济方》。

实

【气味】

苦、辛，暖，无毒。

【主治】

明目，疗一切鬼气。(甄权)

壮阳，助水脏腰膝，及暖子宫。(《大明》)

【发明】

〔诜曰〕艾子和干姜等分，为末，蜜丸梧子大。空心每服三十丸，以饭三五匙压之，日再服。治百恶气，其鬼神速走出。田野之人，与此甚相宜也。

【附录】

夏台

〔《别录》有名未用曰〕味甘，主百疾，济绝气。

〔弘景曰〕此药神奇乃尔，不复识用，可恨也。

〔时珍曰〕艾名冰台，此名夏台，艾灸百病能回绝气，此主百病济绝气，恐是一物重出也，故附于艾后。

青　蒿（《本经》下品）

【释名】

草蒿（《本经》）

方溃（《本经》）

菣（《音牵去声》）

犼蒿《蜀本》

香蒿《衍义》

〔保昇曰〕草蒿，江东人呼为犼蒿，为其气臭似狱也。北人呼为青蒿。《尔雅》云：蒿，菣也。孙炎注云：荆楚之间，谓蒿为菣。郭璞注云，今人呼青蒿香中炙啖者为菣，是也。

〔时珍曰〕《晏子》曰：蒿，草之高者也。按《尔雅》诸蒿，独菣得单称为蒿，岂以诸蒿叶背皆白，而此蒿独青，异于诸蒿故耶？

【集解】

〔《别录》曰〕青蒿生华阴川泽。

〔弘景曰〕处处有之，即今青蒿，人亦取杂香菜食之。

〔保昇曰〕嫩时醋淹为葅，自然香。叶似茵陈蒿而背不白，高四尺许。四月、五月采，日干入药。《诗》云：呦呦鹿鸣，食野之蒿。即此蒿也。

〔颂曰〕青蒿春生苗，叶极细，可食。至夏高四五尺。秋后开细淡黄花，花下便结子，如粟米大，八月、九月采子阴干。根茎子叶并入药用，干者炙作饮香尤佳。

〔宗奭曰〕青蒿得春最早，人剔以为蔬，根赤叶香。沈括《梦溪笔谈》云：青蒿一类，自有二种：一种黄色，一种青色。《本草》谓之青蒿，亦有所别也。陕西银绥之间，蒿丛中时有一两窠，迥然青色者，土人谓之香蒿。茎叶与常蒿一同，但常蒿色淡青，此蒿深青，如松桧之色。至深秋余蒿并黄，此蒿犹青，其气芬芳。恐古人所用，以深青者为胜。不然，诸蒿何尝不青？

〔时珍曰〕青蒿二月生苗，茎粗如指而肥软，茎叶色并深青。其叶微似茵陈，而面背俱青。其根白硬。七八月开细黄花颇香。结实大如麻子，中有细子。

【修治】

〔斅曰〕凡使，惟中为妙，到膝即仰，到腰即俯。使子勿使叶，使根勿使茎，四件若同使，翻然成痼疾。采得叶，用七岁儿七个溺，浸七日七夜，漉出晒干。

叶、茎、根、子

【气味】

苦，寒，无毒。

〔时珍曰〕伏硫黄。

【主治】

疥瘙痂痒恶疮，杀虱，治留热在骨节间，明目。《本经》

鬼气尸疰伏连一，妇人血气。腹内满，及冷热久痢。秋冬用子，春夏用苗，并捣汁服。亦暴干为末，小便入酒和服。(藏器)

补中益气，轻身补劳，驻颜色，长毛发，令黑不老。兼去蒜发，杀风毒。心痛热黄，生捣汁服，并贴之。(《大明》)

治疟疾寒热。(时珍)

生捣傅金疮，止血止疼良。（苏恭)

烧灰隔纸淋汁，和石灰煎，治恶疮息肉黡瘢。(孟诜)

【发明】

〔颂曰〕青蒿治骨蒸热劳为最，

古方单用之。

〔时珍曰〕青蒿得青木少阳之气最早，故所主之证，皆少阳、厥阴血分之病也。按《月令通纂》言伏内庚日，采青蒿悬于门庭内，可辟邪气。阴干为末，冬至、元旦各服二钱亦良。观此，则青蒿之治鬼疰伏尸，盖亦有所伏也。

【附方】旧四，新十一。

男妇劳瘦青蒿细锉，水三升，童子小便五升，同煎取二升半。去滓入器中煎成膏，丸如梧子大。每空心及卧时，温酒吞下二十丸。《斗门方》。

虚劳寒热肢体倦疼，不拘男妇。八九月青蒿成实时采之，去枝梗，以童子小便浸三日，晒干为末。每服二钱，乌梅一个，煎汤服。《灵苑方》。

骨蒸鬼气童子小便五大斗澄清，青蒿五斗，八九月拣带子者最好，细锉相和，纳大釜中，以猛火煎取三大斗，去滓，溉釜令净，再以微火煎可二大斗，入猪胆一枚，同煎一大斗半，去火待冷，以瓷器盛之。每欲服时，取甘草二三两，炙熟为末，以煎和捣千杵为丸。空腹粥饮下二十丸，渐增至三十丸止。崔元亮《海上方》。

骨蒸烦热青蒿一握，猪胆汁一枚，杏仁四十个去皮尖炒，以童子小便一大盏，煎五分，空心温服。《十便良方》。

虚劳盗汗烦热口干。用青蒿一斤，取汁熬膏，入人参末、麦门冬末各一两，熬至可丸，丸如梧子大，每食后米饮服二十丸，名青蒿丸。《圣方总录》。

疟疾寒热《肘后方》：用青蒿一握，水二升，捣汁服之。《仁存方》：用五月五日天未明时采青蒿阴干四两，桂心一两，为末。未发前，酒服二钱。《经验方》：用端午日采青蒿叶阴干，桂心等分，为末。每服一钱，先寒用热酒，先热用冷酒，发日五更服之。切忌发物。

温疟痰甚但热不寒。用青蒿二两，童子小便浸焙，黄丹半两，为末。每服二钱，白汤调下。《仁存方》。

赤白痢下五月五日采青蒿、艾叶等分，同豆豉捣作饼，日干，名蒿豉丹。每用一饼，以水一盏半煎服。《圣济总录》。

鼻中衄血青蒿捣汁服之，并塞鼻中，极验。《卫生易简方》。

酒痔便血青蒿用叶不用茎，用茎不用叶，为末。粪前冷水，粪后水酒调服。永类钤方。

金疮扑损《肘后方》：用青蒿捣封之，血止则愈。一方：用青蒿、麻叶、石灰等分，五月五日捣和晒干。临时为末，搽之。

牙齿肿痛青蒿一握，煎水漱之。

济急方。

毒蜂螫人嚼青蒿封之即安。《肘后方》。

耳出浓汁青蒿末，绵裹纳耳中。《圣惠方》。

鼻中息肉青蒿灰、石灰等分，淋汁熬膏点之。《圣济总录》。

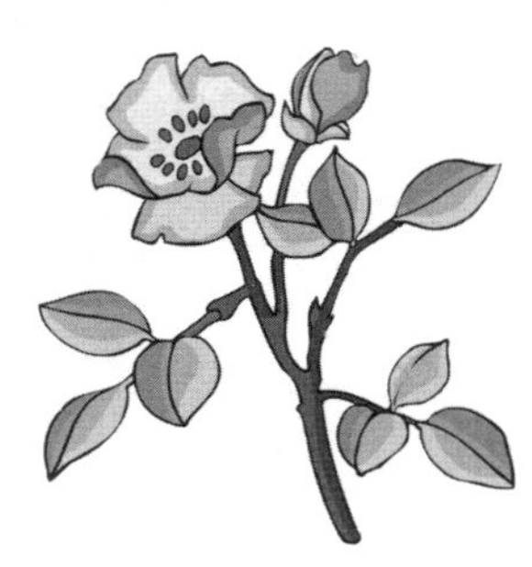

子

【气味】

甘，冷，无毒。**【主治】**

明目开胃，炒用。治劳瘦，壮健人小便浸用之。治恶疮疥癣风疹，煎水洗之。(《大明》)

治鬼气，为末酒服方寸匕。(孟诜)

功同叶。(时珍)

【附方】新一。

积热眼涩三月三日或五月五日，采青蒿花或子，阴干为末，每井华水空心服二钱。久服明目，可夜看书，名青蒿散。《十便良方》。

节间虫见虫部。

夏枯草（《本经》下品）

【释名】

夕句（《本经》）

乃东（《本经》）

燕面（《别录》）

铁色草

〔震亨曰〕此草夏至后即枯。盖禀纯阳之气，得阴气则枯，故有是名。

【集解】

〔《别录》曰〕夏枯草生蜀郡川谷，四月采。

〔恭曰〕处处有之，生平泽。

〔颂曰〕冬至后生，叶似旋覆。三月、四月开花，作穗紫白色，似丹参花，结子亦作穗。五月梗枯，四月采之。

〔时珍曰〕原野间甚多，苗高一二尺许，其茎微方。叶对节生，似旋覆叶而长大，有细齿，背白多纹。茎端作穗，长一二寸，穗中开淡紫小花，一穗有细子四粒。丹溪云无子，亦欠察矣。嫩苗瀹过，浸去苦味，油盐拌之可食。

【正误】

〔宗奭曰〕今谓之郁臭。自秋便生，经冬不悴，春开白花，夏结子。

〔震亨曰〕郁臭草有臭味，即茺

蔚是也；夏枯草无臭味，明是两物。俱生于春，夏枯先枯而无子，郁臭后枯而结子。

茎叶

【气味】

苦、辛，寒，无毒。

〔之才曰〕土瓜为之使。伏汞砂。

【主治】

寒热瘰疬鼠瘘头疮，破症，散瘿结气，脚肿湿痹，轻身。(《本经》)

【发明】

〔震亨曰〕《本草》言夏枯草大治瘰疬，散结气。有补养厥阴血脉之功，而不言及。观其退寒热，虚者可使；若实者以行散之药佐之，外以艾灸，亦渐取效。

〔时珍曰〕黎居士《易简方》，夏枯草治目疼，用沙糖水浸一夜用，取其能解内热、缓肝火也。楼全善云：夏枯草治目珠疼至夜则甚者，神效。或用苦寒药点之反甚者，亦神效。盖目珠连目本，即系也，属厥阴之经。夜甚及点苦寒药反甚者，夜与寒亦阴故也。夏枯禀纯阳之气，补厥阴血脉，故治此如神，以阳治阴也。一男子至夜目珠疼，连眉棱骨，及头半边肿痛。用黄连膏点之反甚，诸药不效。灸厥阴、少阳，疼随止，半日又作。月余，以夏枯草二两，香附二两，甘草四钱，为末。每服一钱半，清茶调服。下咽则疼减半，至四五服良愈矣。

【附方】旧一，新六。

明目补肝肝虚目睛痛，冷泪不止，筋脉痛，羞明怕日。夏枯草半两，香附子一两，为末。每服一钱，腊茶汤调下。《简要济众》。

赤白带下夏枯草，花开时采，阴干为末。每服二钱，米饮下，食前。《徐氏家传方》。

血崩不止夏枯草为末，每服方寸匕，米饮调下。《圣惠方》。

产后血运心气欲绝者。夏枯草捣绞汁服一盏，大妙。《徐氏家传方》。

扑伤金疮夏枯草口嚼烂，署上即愈。《卫生易简》。

汗斑白点夏枯草煎浓汁，日日洗之。《乾坤生意》。

瘰疬马刀不问已溃未溃，或日久成漏。用夏枯草六两，水二钟，煎七分，食远温服。虚甚者，则煎汁熬膏服。并涂患处，兼以十全大补汤加香附、贝母、远志尤善。此物生血，乃治瘰疬之圣药也。其草易得，其功甚多。薛己《外科经验方》。

第十六卷　草部（五）

麦门冬（《本经》上品）

【释名】

虋冬（音门）

秦名羊韭，齐名爱韭，楚名马韭，越名羊耆。并《别录》

禹韭（《吴普》）

禹余粮（《别录》）

忍冬（《吴普》）

忍凌（《吴普》）

不死草（《吴普》）

阶前草

〔弘景曰〕相似穬麦，故谓之麦门冬。

〔时珍曰〕麦须曰虋，此草根似麦而有须，其叶如韭，凌冬不凋，故谓之麦虋冬，及有诸韭，忍冬诸名。俗作门冬，便于字也。可以服食断谷，故又有余粮、不死之称。《吴普本草》：一名仆垒，一名随脂。

【集解】

〔《别录》曰〕麦门冬叶如韭，冬夏长生。生函谷川谷及堤坂肥土石间久废处。二月、三月、八月、十月采根，阴干。

〔普曰〕生山谷肥地，丛生，叶如韭，实青黄。采无时。

〔弘景曰〕函谷即秦关。处处有之，冬月作实如青珠，以四月采根，肥大者为好。

〔藏器曰〕出江宁者小润，出新安者大白。其苗大者如鹿葱，小者如韭叶，大小有三四种，功用相似，其子圆碧。

〔颂曰〕所在有之。叶青似莎草，长及尺余，四季不凋。根黄白色有须，根如连珠形。四月开淡红花，如红蓼花。实碧而圆如珠。江南出者叶大，或云吴地者尤胜。

〔时珍曰〕古人惟用野生者。后世所用多是种莳而成。其法：四月初采根，于黑壤肥沙地栽之。每年六月、九月、十一月三次上粪及耘灌。夏至前一日取根，洗晒收之。其子亦可种，但成迟尔。浙中来者甚良，其叶似韭而多纵文且坚韧为异。

根

【修治】

〔弘景曰〕凡用取肥大者，汤泽，抽去心，不尔令人烦。大抵一斤须减去四两也。

〔时珍曰〕凡入汤液，以滚水润湿，少须抽去心，或以瓦焙软，乘热去心。若入丸散，须瓦焙热，即于风中吹冷，如此三四次，即易燥，且不损药力。或以汤浸捣膏和药，亦可。滋补药，则以酒浸擂之。

【气味】

甘，平，无毒。

〔《别录》曰〕微寒。

〔普曰〕神农、岐伯：甘，平。黄帝、桐君、雷公：甘，无毒。李当之：甘、小温。

〔杲曰〕甘、微苦，微寒，阳中微阴，降也。入手太阴经气分。

〔之才曰〕地黄、车前为之使。恶款冬、苦瓠、苦芙。畏苦参、青蘘、木耳。伏石钟乳。

【主治】

心腹结气，伤中伤饱，胃络脉绝，羸瘦短气。久服轻身不老不饥。（《本经》）

疗身重目黄，心下支满，虚劳客热，口干燥渴，止呕吐，愈痿蹶，强阴益精，消谷调中保神，定肺气，安五脏，令人肥健，美颜色，有子。（《别录》）

去心热，止烦热，寒热体劳，下痰饮。（藏器）

治五劳七伤，安魂定魄，止嗽，治肺痿吐脓，时疾热狂头痛。（《大明》）

治热毒大水，面目肝节浮肿，下水，主泄精。（甄权）

治肺中伏火，补心气不足，主血妄行，及经水枯，乳汁不下。（元素）

久服轻身明目。和车前、地黄丸服，去温瘴，变白，夜视有光。（藏器）

断谷为要药。（弘景）

【发明】

〔宗奭曰〕麦门冬治肺热之功为多，其味苦，但专泄而不专收，寒多人禁服。治心肺虚热及虚劳。与地黄、阿胶、麻仁，同为润经益血、复脉通心之剂；与五味子、枸杞子，同为生脉之剂。

〔元素曰〕麦门冬治肺中伏火、脉气欲绝者，加五味子、人参二味为生脉散，补肺中元气不足。

〔杲曰〕六七月间湿热方旺，人病骨乏无力，身重气短，头旋眼黑，甚则痿软。故孙真人以生脉散补其天元真气。脉者，人之元气也。人参之甘寒，泻热火而益元气。麦门冬之苦寒，滋燥金而清水源。五味子之酸温，泻丙火而补庚金，兼益五脏之气也。

〔时珍曰〕按赵继宗《儒医精要》云：麦门冬以地黄为使，服之令人头不白，补髓，通肾气，定喘促，令人肌体滑泽，除身上一切恶气不洁之疾，盖有君而有使也。若有君无使，是独行无功矣。此方惟火盛气壮之人服之相宜。若气弱胃寒者，必不可饵也。

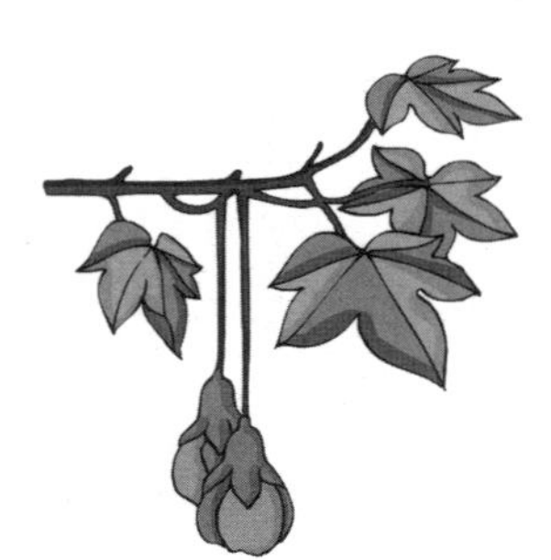

【附方】旧三，新九。

麦门冬煎补中益心，悦颜色，安神益气，令人肥健，其力甚快。取新麦门冬根去心，捣熟绞汁，和白蜜，银器中重汤煮，搅不停手，候如饴乃成。温酒日日化服之。《图经本草》。

消渴饮水用上元板桥麦门冬鲜肥者二大两。宣州黄连九节者二大两，去两头尖三五节，小刀子调理去皮毛了，吹去尘，更以生布摩拭秤之，捣末。以肥大苦瓠汁浸麦门冬，经宿然后去心，即于臼中捣烂，纳黄连末和捣，并手丸如梧子大。食后饮下五十丸，日再。但服两日，其渴必定。若重者，即初服一百五十丸，二日服一百二十丸，三日一百丸，四日八十丸，五日五十丸。合药要天气晴明之夜，方浸药。须净处，禁妇人鸡犬见之。如觉可时，每日只服二十五丸。服讫觉虚，即取白羊头一枚治净，以水三大斗煮烂，取汁一斗以来，细细饮之。勿食肉，勿入盐。不过三剂平复也。崔元亮《海上集验方》。

劳气欲绝麦门冬一两，甘草炙二两，粳米半合，枣二枚，竹叶十五片，水二升，煎一升，分三服。《南阳活人书》。

虚劳客热麦门冬煎汤频饮。《本草衍义》。

吐血衄血诸方不效者。麦门冬去心一斤，捣取自然汁，入蜜二合，分作二服，即止。《活人心统》。

衄血不止麦门冬去心、生地黄各五钱，水煎服，立止。《保命集》。

齿缝出血麦门冬煎汤漱之。《兰

室宝鉴》。

咽喉生疮脾肺虚热上攻也。麦门冬一两，黄连半两，为末，炼蜜丸梧子大。每服二十丸，麦门冬汤下。《普济方》。

乳汁不下麦门冬去心，焙为末。每用三钱，酒磨犀角约一钱许，温热调下，不过二服便下。《熊氏补遗》。

下痢口渴引饮无度。麦门冬去心三两，乌梅肉二十个，细锉，以水一升，煮取七合，细细呷之。必效。

金石药发麦门冬六两，人参四两，甘草炙二两，为末，蜜丸梧子大。每服五十丸，饮下，日再服。《本草图经》。

男女血虚麦门冬三斤，取汁熬成膏，生地黄三斤，取汁熬成膏，等分，一处滤过，入蜜四之一，再熬成，瓶收。每日白汤点服。忌铁器。《医方摘要》。

连　翘（《本经》下品）

【校正】

并入有名未用本经翘根。

【释名】

连（《尔雅》）

异翘（《尔雅》）

旱莲子（《药性》）

兰华（《本经》）

三廉（《本经》）

根名连轺（《仲景》）

折根（《本经》）

〔恭曰〕其实似莲作房，翘出众草，故名。

〔宗奭曰〕连翘亦不翘出众草。太山山谷间甚多。其子折之，片片相比如翘，应以此得名耳。

〔时珍曰〕按《尔雅》云：连，异翘。则是本名连，又名异翘，人因合称为连翘矣。连轺亦作连苕，即《本经》下品翘根是也。唐苏恭修《本草》退入有名未用中，今并为一。旱莲乃小翘、人以为鳢肠者，故同名。

【集解】

〔《别录》曰〕连翘生太山山谷，八月采，阴干。

〔弘景曰〕处处有之。今用茎连花实。

〔恭曰〕此物有两种：大翘，小翘。大翘生下湿地，叶狭长如水苏，花黄可爱，着子似椿实之未开者，作房翘出众草。其小翘生冈原之上，叶花实皆似大翘而小细。山南人并用之，今长安惟用大翘子，不用茎花也。

〔颂曰〕今近汴京及河中、江宁、润、淄、泽、兖、鼎、岳、利诸州，南康军皆有之。有大小二种：大翘生下湿地或山冈上，青叶狭长，如榆叶、水苏辈，茎赤色，高三四尺，独茎，梢间开花黄色，秋结实似莲，内作房瓣，根黄如蒿根，八月采房。其小翘生冈原之上，花叶实皆似大翘而细。南方生者，叶狭而小，茎短，才高一二尺，花亦黄，实房黄黑，内含黑子如粟粒，亦名旱莲，南人用花叶。今《南方医家说》云：连翘有两种：一种似椿实之未开者，壳小坚而外完，无跗萼，剖之则中解，气甚芳馥，其实才干，振之皆落，不着茎也；一种乃如菡萏，壳柔，外有跗萼抱之，而无解脉，亦无香气，干之虽久，着茎不脱，此甚相异，此种江南下泽间极多。如椿实者，乃自蜀中来，入用胜似江南者。据《本草》则亦当蜀中者为胜，然未见其茎叶也。

【气味】

苦，平，无毒。

〔元素曰〕性凉味苦，气味俱薄，轻清而浮，升也阳也。手搓用之。

〔好古曰〕阴中阳也。入手足少阳手阳明经，又入手少阴经。

〔时珍曰〕微苦、辛。

【主治】

寒热鼠瘘瘰疬，痈肿恶疮瘿瘤，结热蛊毒。（《本经》）

去白虫。（《别录》）

通利五淋，小便不通，除心家客热。甄权

通小肠，排脓，治疮疖，止痛，通月经。（《大明》）

散诸经血结气聚，消肿。（李杲）

泻心火，除脾胃湿热，治中部血证，以为使。（震亨）

治耳聋浑浑焞焞。（好古）

【发明】

〔元素曰〕连翘之用有三：泻心经客热，一也；去上焦诸热，二也；为疮家圣药，三也。

〔杲曰〕十二经疮药中不可无此，乃结者散之之义。

〔好古曰〕手足少阳之药，治疮疡瘤瘿结核有神，与柴胡同功，但分气血之异尔。与鼠粘子同用治疮疡，别有神功。

〔时珍曰〕连翘状似人心，两片合成，其中有仁甚香，乃少阴心经、厥阴包络气分主药也。诸痛痒疮疡皆属心火，故为十二经疮家圣药，而兼治手足少阳手阳明三经气分之热也。

【附方】旧一，新二。

瘰疬结核连翘、脂麻等分，为末，时时食之。《简便方》。

项边马刀属少阳经。用连翘二斤，瞿麦一斤，大黄三两，甘草半两。每用一两，以水一碗半，煎七分，食后热服。十余日后，灸临泣穴二七壮，六十日决效。张洁古《活法机要》。

痔疮肿痛连翘煎汤熏洗，后以刀上飞过绿矾入麝香贴之。《集验方》。

茎叶

【主治】

心肺积热。(时珍)

翘根

【气味】

甘，寒、平，有小毒。

〔普曰〕神农、雷公：甘，有毒。李当之：苦。

〔好古曰〕苦，寒。

【主治】

下热气，益阴精，令人面悦好，明目。久服轻身耐老。(《本经》)

以作蒸饮酒病人。(《别录》)

治伤寒淤热欲发黄。(时珍)

【发明】

〔本经曰〕翘根生嵩高平泽，二月、八月采。

〔弘景曰〕方药不用，人无识者。

〔好古曰〕此即连翘根也。能下热气，故张仲景治伤寒淤热在里，麻黄连轺赤小豆汤用之。注云：即连翘根也。

【附方】新一。

痈疽肿毒连翘草及根各一升，水一斗六升，煮汁三升服取汗。《外台秘要》。

水　英(宋《图经》)

【释名】

鱼津草

〔颂曰〕唐《天宝单方图》言：此草原生永阳池泽及河海边。临汝人呼为牛荭草，河北信都人名水节，河内连内黄呼为水棘，剑南、遂宁等郡名龙移草，淮南诸郡名海荏。岭南亦有，土地尤宜，茎叶肥大，名海精木，亦名鱼津草。

〔时珍曰〕此卓不著形状气味，无以考证。芹菜亦名水英，不知是此否也?

【气味】

缺。

【主治】

骨风。(苏颂)

【发明】

〔颂曰〕蜀人采其花合面药。凡丈夫、妇人无故两脚肿满，连膝胫中痛，屈申急强者，名骨风。其疾不宜针灸及服药，惟每日取此草五斤，以水一石，煮三斗，及热浸脚，并淋膝上，日夜三四度。不经五日即瘥，数用神验。其药春取苗，夏采叶及花，秋冬用根。肿甚者，加生椒目三升、水二斗。用毕，即摩粉避风。忌油腻、生菜、猪鱼等物。

金盏草（《救荒》）

【校正】

并入宋《图经》杏叶草。

【释名】

杏叶草《图经》

长春花

〔时珍曰〕金盏，其花形也。长春，言耐久也。

【集解】

〔颂曰〕杏叶草，一名金盏草，生常州。蔓生篱下，叶叶相对。秋后有子如鸡头实，其中变生一小虫，脱而能行。中夏采花。

〔周定王曰〕金盏儿花，苗高四五寸。叶似初生莴苣叶，厚而狭，抱茎而生。茎柔脆。茎头开花，大如指头，金黄色，状如盏子，四时不绝。其叶味酸，爍熟水浸过，油盐拌食。

〔时珍曰〕夏月结实，在萼内，宛如尺蠖虫数枚蟠屈之状，故苏氏言其化虫，实非虫也。

【气味】

酸，寒，无毒。

【主治】

肠痔下血久不止。（苏颂）

迎春花（《纲目》）

【集解】

〔时珍曰〕处处人家栽插之，丛生，高者二三尺，方茎厚叶。叶如初生小椒叶而无齿，面青背淡。对节生小枝，一枝三叶。正月初开小花，状如瑞香，花黄色，不结实。

叶

【气味】

苦，涩，平，无毒。

【主治】

肿毒恶疮，阴干研末，酒服二三钱，出汗便瘥。《卫生易简方》。

第十七卷 草部（六）

大 黄（《本经》下品）

【释名】

黄良（《本经》）

将军（《当之》）

火参（《吴普》）

肤如（《吴普》）

〔弘景曰〕大黄，其色也。将军之号，当取其骏快也。

〔杲曰〕推陈致新，如戡定祸乱，以致太平，所以有将军之号。

【集解】

〔《别录》曰〕大黄生河西山谷及陇西。二月、八月采根，火干。

〔普曰〕生蜀郡北部或陇西。二月卷生黄赤，其叶四四相当，茎高三尺许。三月花黄，五月实黑，八月采根。根有黄汁，切片阴干。

〔弘景曰〕今采益州北部汶山及西山者，虽非河西、陇西，好者犹作紫地锦色，味甚苦涩，色至浓黑。西川阴干者胜。北部日干，亦有火干者，皮小焦不如，而耐蛀堪久。此药至劲利，粗者便不中服。

〔恭曰〕叶、子、茎并似羊蹄，但茎高六七尺而脆，味酸堪生啖，叶粗长而厚。根细者亦似宿羊蹄，大者乃如碗，长二尺。其性湿润而易蛀坏，火干乃佳。作时烧石使热，横寸截着石上煿之，一日微燥，以绳穿晾干。今出宕州、凉州西羌、蜀地者皆佳。幽并以北者渐细，气力不及蜀中者。陶言蜀地不及陇西，误矣。

〔藏器曰〕凡用当分别之。若取和厚深沉、能攻病者，可用蜀中似牛舌片紧硬者；若取泻泄骏快、推陈去热者，当取河西锦文者。

〔颂曰〕今蜀川、河东、陕西州郡皆有之，以蜀川锦文者佳。其次秦陇来者，谓之土番大黄。正月内生青叶，似蓖麻，大者如扇。根如芋，大者如碗，长一二尺。其细根如牛蒡，小者亦如芋。四月开黄花，亦有青红似荞麦花者。茎青紫色，形如竹。二月、八月采一根，去黑皮，切作横片，火干。蜀大黄乃作竖片如牛舌形，谓之牛舌大黄。二者功用相等。江淮出者曰土大黄，二月开花，结细实。

〔时珍曰〕宋祁《益州方物图》，言蜀大山中多有之，赤茎大叶，根巨若碗，药市以大者为枕，紫地锦文也。今人以庄浪出者为最，庄浪即古泾原陇西地，与《别录》相合。

【正误】

〔颂曰〕鼎州出一种羊蹄大黄，治疥瘙甚效。初生苗叶如羊蹄，累年长大，即叶似商陆而狭尖。四月内抽条出穗，五七茎相合，花叶同色。结实如荞麦而轻小，五月熟即黄色，呼为金荞麦。三月采苗，五月采实，阴干。九月采根，破之亦有锦文。亦呼为土大黄。

〔时珍曰〕苏说即老羊蹄根也。因其似大黄，故谓之羊蹄大黄，实非一类。又一种酸模，乃山大黄也。状似羊蹄而生山上，所谓土大黄或指此，非羊蹄也。俱见本条。

根

【修治】

〔雷曰〕凡使细切，以文如水旋斑紧重者，锉片蒸之，从巳至未，晒干，又洒腊水蒸之，从未至亥，如此凡七次。晒干，却洒淡蜜水再蒸一伏时，其大黄必如乌膏样，乃晒干用。

〔藏器曰〕凡用有蒸、有生、有熟，不得一概用之。

〔承曰〕大黄采时，皆以火石煿干货卖，更无生者，用之亦不须更多炮炙蒸煮。

【气味】

苦，寒，无毒。

〔《别录》曰〕大寒。

〔普曰〕神农、雷公：苦，有毒。扁鹊：苦，无毒。李当之：小寒。

〔元素曰〕味苦气寒，气味俱厚，沉而降，阴也。用之须酒浸煨熟者，寒因热用。酒浸入太阳经，酒洗入阳明经，余经不用酒。

〔杲曰〕大黄苦峻下走，用之于下必生用。苦邪气在上，非酒不至，必用酒浸引上至高之分，驱热而下。如物在高巅，必射以取之也。若用生者，则遗至高之邪热，是以愈后或目赤，或喉痹，或头肿，或膈上热疾生也。

〔时珍曰〕凡病在气分，及胃寒血虚，并妊娠产后，并勿轻用。其性苦寒，能伤元气、耗阴血故也。

〔之才曰〕黄芩为之使，无所畏。

〔权曰〕忌冷水，恶干漆。

【主治】

下淤血血闭，寒热，破症瘕积聚，留饮宿食，荡涤肠胃，推陈致新，通利水谷，调中化食，安和五脏。（《本经》）

平胃下气，除痰实，肠间结热，心腹胀满，女子寒血闭胀，小腹痛，诸老血留结。（《别录》）

通女子经候，利水肿，利大小肠，贴热肿毒，小儿寒热时疾，烦热蚀脓。（甄权）

通宣一切气，调血脉，利关节，泄壅滞水气，温瘴热疟。（《大明》）

泻诸实热不通，除下焦湿热，消宿食，泻心下痞满。（元素）

下痢赤白，里急腹痛，小便淋沥，实热燥结，潮热谵语，黄疸诸火疮。（时珍）

【发明】

〔之才曰〕得芍药、黄芩、牡蛎、细辛、茯苓，疗惊恚怒，心下悸气。得消石、紫石英、桃仁，疗女子血闭。

〔宗奭曰〕张仲景治心气不足，吐血衄血，泻心汤，用大黄、黄芩、黄连。或曰心气既不足，而不用补心汤，更用泻心何也？答曰：若心气独不足，则当不吐衄也。此乃邪热因不足而客之，故令吐衄。以苦泄其热，以苦补其心，盖一举而两得之。有是证者，用之无不效，惟在量其虚实而已。

〔震亨曰〕大黄苦寒善泄，仲景用之泻心汤者，正因少阴经不足，本经之阳亢甚无辅，以致阴血妄行飞越。故用大黄泻去亢甚之火，使之平和，则血归经而自安。夫心之阴气不足，非一日矣，肺与肝俱各受火而病作。故黄芩救肺，黄连救肝。肺者阴之主，肝者心之母、血之合也。肝肺之火既退，则阴血复其旧矣。寇氏不明说而云邪热客之，何以明仲景之意而开悟后人也？

〔时珍曰〕大黄乃足太阴、手足阳明、手足厥阴五经血分之药。凡病在五经血分者，宜用之。若在气分用之，是谓诛伐无过矣。泻心汤治心气不足吐血衄血者，乃真心之气不足，而手厥阴心包络、足厥阴肝、足太阴脾、足阳明胃之邪火有余也。虽曰泻心，实泻四经血中之伏火也。又仲景治心下痞满、按之软者，用大黄黄连泻心汤主之。此亦泻脾胃之湿热，非泻心也。病发于阴而反下之，则作痞满，乃寒伤营血，邪气乘虚结于上焦。胃之上脘在于心，故曰泻心，实泻脾也。《素问》云，太阴所至为痞满，又云浊气在上，则生䐜胀，是矣。病发于阳而反下之，则成结胸，乃热邪陷入血分，亦在上脘分野。仲景大陷胸汤丸皆用大黄，亦泻脾胃血分之邪，而降其浊气也。若结胸在气分，则只用小陷胸汤；痞满在气分，则用半夏泻心汤矣。成无己注释《伤寒论》，亦不知分别此义。

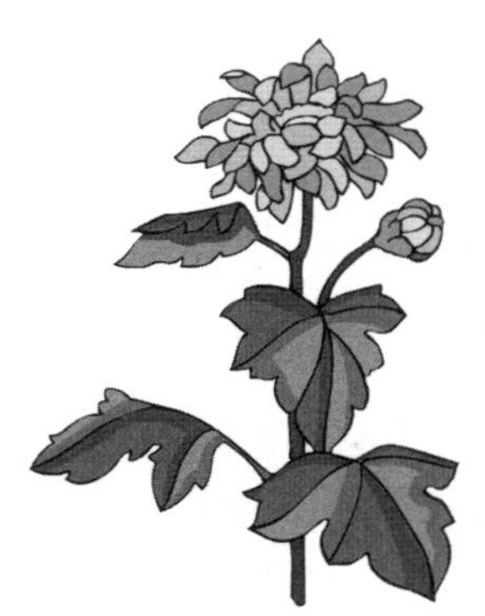

〔成无己曰〕热淫所胜，以苦泄之。大黄之苦，以荡涤淤热，下燥结而泄胃强。

〔颂曰〕本草称大黄推陈致新，其效最神，故古方下积滞多用之，张仲景治伤寒用处尤多。古人用毒药攻病，必随人之虚实寒热而处置，非一切轻用也。梁武帝因发热欲服大黄。姚僧坦曰：大黄乃是快药，至尊年高，不可轻用。帝弗从，几至委顿。梁元帝常有心腹疾。诸医咸谓宜用平药，可渐宣通。僧坦曰：脉洪而实，此有宿妨，非用大黄无瘥理。帝从之，遂愈。以此言之，今医用一毒药而攻众病，其偶中，便谓此方神奇；其差误，则不言用药之失，可不戒哉？

【附方】旧十三，新四十二。

吐血衄血治心气不足，吐血衄血者，泻心汤主之。大黄二两，黄连、黄芩各一两，水三升，煮一升，热服取利。张仲景《金匮玉函》。

吐血刺痛川大黄一两，为散。每服一钱，以生地黄汁一合，水半盏，煎三五沸，无时服。《简要济众方》。

伤寒痞满病发于阴，而反下之，心下满而不痛，按之濡，此为痞也，大黄黄连泻心汤主之。大黄二两，黄连一两，以麻沸汤二升渍之，须臾绞汁，分作二次温服。仲景《伤寒论》。

热病谵狂川大黄五黄，锉炒微赤，为散。用腊雪水五升，煎如膏。每服半匙，冷水下。《圣惠方》。

伤寒发黄方同上。气壮者大黄一两，水二升渍一宿，平旦煎汁一升，入芒消一两，缓服，须臾当利下。《伤寒类要》。

腰脚风气作痛。大黄二两，切如棋子，和少酥炒干，勿令焦，捣筛。

每用二钱，空心以水三大合，入姜三片，煎十余沸，取汤调服。当下冷脓恶物，即痛止。崔元亮《海上方》。

一切壅滞经验后方：治风热积壅，化痰涎，治痞闷消食，化气导血。用大黄四两，牵牛子半炒半生四两，为末，炼蜜丸如梧子大。每服十丸，白汤下，并不损人。如要微利，加一二十丸。《卫生宝鉴》，用皂荚熬膏和丸，名坠痰丸，又名全真丸。金宣宗服之有验，赐名保安丸。

痰为百病滚痰丸：治痰为百病，惟水泻、胎前产后不可服用。大黄酒浸，蒸熟切晒，八两，生黄芩八两，沉香半两，青礞石二两，以焰消二两，同入砂罐固济，煅红研末二两。右各取末，以水和丸梧子大。常服一二十丸，小病五六十丸，缓病七八十丸，急病一百二十丸，温水吞下，即卧勿动，候药逐上焦痰滞。次日先下糟粕，次下痰涎，未下再服。王隐君岁合四十余斤，愈疾数万也。《养生主论》。

男女诸病无极丸：治妇人经血不通，赤白带下，崩漏不止，肠风下血，五淋，产后积血，症瘕腹痛，男子五劳七伤，小儿骨蒸潮热等证，其效甚速。宜六癸日合之。用锦纹大黄一斤，分作四分：一分用童尿一碗，食盐二钱，浸一日，切晒；一分用醇酒一碗，浸一日，切晒，再以巴豆仁三十五粒同炒，豆黄，去豆不用；一分用红花四两，泡水一碗，浸一日，切晒；一分用当归四两，入淡醋一碗，同浸一日，去归，切晒，为末，炼蜜丸梧子大。每服五十丸，空心温酒下。取下恶物为验，未下再服。此武当高士孙碧云方也。《医林集要》。

心腹诸疾三物备急丸：治心腹诸疾，卒暴百病。用大黄、巴豆、干姜各一两，捣筛，蜜和捣一千杵，丸小豆大，每服三丸。凡中恶客忤，心腹胀满，痛如锥刀，气急口噤，停尸卒死者，以暖水或酒服之，或灌之。未知更服三丸，腹中鸣转，当吐下便愈。若口已噤者，折齿灌之，入喉即瘥。此乃仲景方，司空裴秀改为散用，不及丸也。《图经本草》。

腹中痞块大黄十两为散，醋三升，蜜两匙和煎，丸梧子大。每服三十丸，生姜汤下，吐利为度。《外台秘要》。

腹胁积块风化石灰末半斤，瓦器炒极热，稍冷，入大黄末一两炒热，入桂心末半两略炒，下米醋搅成膏，摊布贴之。又方：大黄二两，朴消一两，为末，以大蒜同捣膏和贴之。或加阿魏一两，尤妙。《丹溪心法》。

久息积聚二便不利，气上抢心，腹中胀满害食。大黄、白芍各二两，为末，水丸梧子大。每汤下四十丸，日三，以知为度。《千金方》。

脾癖疳积不拘大人小儿。锦纹大黄三两为末，醋一盏，砂锅内文武火熬成膏，倾瓦上，日晒夜露三日，再研。用舶上硫黄一两，形如琥珀者，官粉一两，同研匀。十岁以下小儿半钱，大人一钱半，米饮下。忌一切生冷、鱼肉，只食白粥半月。如一服不愈，半月之后再服。若不忌口，不如勿服。《圣济总录》。

小儿无辜闪癖瘰疬，或头干黄耸，或乍痢乍瘥，诸状多者，大黄煎主之。大黄九两锦纹新实者，若微朽即不中用，削去皮，捣筛为散。以好米醋三升，和置瓦碗中，于大铛内浮汤上，炭火慢煮，候至成膏，可丸，乃贮器中。三岁儿一服七丸，梧子大，日再服，以下出青赤脓为度。若不下，或不少，稍稍加丸。若下多，又须减之。病重者七八剂方尽根。大人亦可用之。此药惟下宿脓。不令儿利也。须禁食毒物，乳母亦禁之。一加木香一两半。崔知悌方。

小儿诸热大黄煨熟、黄芩各一两，为末，炼蜜丸麻子大。每服五丸至十丸，蜜汤下。加黄连，名三黄丸。《钱氏小儿方》。

骨蒸积热渐渐黄瘦，大黄四分，以童子小便五六合，煎取四合，去滓。空腹分为二服，如人行五里，再服。《广利方》。

赤白浊淋好大黄为末。每服六分，以鸡子一个，破顶入药，搅匀蒸熟，空心食之。不过三服愈。《简便方》。

相火秘结大黄末一两，牵牛头末半两，每服三钱。有厥冷者，酒服；无厥冷，五心烦，蜜汤服。刘河间《保命集》。

诸痢初起大黄煨熟、当归各二三钱，壮人各一两，水煎服，取利。或加槟榔。《集简方》。

热痢里急大黄一两，浸酒半日，煎服取利。《集简方》。

忽喘闷绝不能语言，涎流吐逆，牙齿动摇，气出转大，绝而复苏，名伤寒并热霍乱。大黄、人参各半两，水二盏，煎一盏，热服，可安。《危氏得效方》。

食已即吐胸中有火也。大黄一两，甘草二钱半，水一升，煮半升，温服。仲景《金匮玉函方》。

妇人血癖作痛。大黄一两，酒二升，煮十沸，顿服取利。《千金翼》。

产后血块大黄末一两，头醋半升，熬膏，丸梧子大。每服五丸，温醋化下，良久当下。《千金方》。

干血气痛锦纹大黄酒浸晒干四两，

为末，好醋一升，熬成膏，丸芡子大。卧时酒化一丸服，大便利一二行，红漏自下，乃调经仙药也。或加香附。《董氏集验方》。

妇人嫁痛小户肿痛也。大黄一两，酒一升，煮一沸，顿服。《千金方》。

男子偏坠作痛。大黄末和醋涂之，干则易。《梅师方》。

湿热眩晕不可当者。酒炒大黄为末，茶清服二钱，急则治其标也。《丹溪纂要》。

小儿脑热常欲闭目。大黄一分，水三合，浸一夜。一岁儿每日服半合，余者涂顶上，干即再上。姚和众《至宝方》。

暴赤目痛四物汤加熟大黄，酒煎服之。《传信适用方》。

胃火牙痛口含冰水一口，以纸捻蘸大黄末，随左右嗃鼻，立止。《儒门事亲》。

风热牙痛紫金散：治风热积壅，一切牙痛，去口气，大有奇效。好大黄瓶内烧存性，为末，早晚揩牙，漱去。都下一家专货此药，两宫常以数千赎之，其门如市也。《千金家藏方》。

风虫牙痛龈常出血，渐至崩落，口臭，极效。大黄米泔浸软、生地黄各旋切一片，合定贴上，一夜即愈，未愈再贴。忌说话，恐引入风。《本事方》。

口疮糜烂大黄、枯矾等分，为末，擦之吐涎。《圣惠方》。

鼻中生疮生大黄、杏仁捣匀，猪脂和涂。又方：生大黄、黄连各一钱，麝香少许，为末，生油调搽。《圣惠方》。

仙茅毒发舌胀出口。方见仙茅下。

伤损淤血《三因方》：鸡鸣散：治从高坠下，木石压伤，及一切伤损，血淤凝积，痛不可忍，并以此药推陈致新。大黄酒蒸一两，杏仁去皮尖三七粒，细研，酒一碗，煎六分，鸡鸣时服。至晓取下淤血，即愈。《和剂方》：治跌压淤血在内胀满。大黄、当归等分，炒研。每服四钱，温酒肥，取下恶物愈。

打扑伤痕淤血滚注，或作潮热者。大黄末，姜汁调涂。一夜，黑者紫；二夜，紫者白也。《濒湖集简方》。

杖疮肿痛大黄末，醋调涂之。童尿亦可调。《医方摘玄》。

金疮烦痛大便不利。大黄、黄芩等分，为末，蜜丸。先食水下十丸，日三服。《千金方》。

冻疮破烂大黄末，水调涂之。《卫生宝鉴》。

汤火伤灼庄浪大黄生研，蜜调涂

之。不惟止痛，又且灭瘢。此乃金山寺神人所传方。洪迈《夷紧志》。

灸疮飞蝶因艾灸讫，火痂便退，疮内鲜肉片飞如蝶形而去，痛不可忍，是火毒也。大黄、朴消各半两，为末，水服取利即愈。张杲《医说》。

蠼螋咬疮大黄末涂之。《医说》。

火丹赤肿遍身者。大黄磨水，频刷之。《急救方》。

肿毒初起大黄、五倍子、黄檗等分，为末。新汲水调涂，日四五次。《简便方》。

痈肿焮热作痛。大黄末，醋调涂之。燥即易，不过数易即退，甚验神方也。《肘后方》。

乳痈肿毒金黄散：用川大黄、粉草各一两为末，好酒熬成膏收之。以绢摊贴疮上，仰卧。仍先以温酒服一大匙，明日取下恶物。《妇人经验方》。

大风癞疮大黄煨一两，皂角刺一两，为末。每服方寸匕，空心温酒下，取出恶毒物如鱼脑状。未下再服，即取下如乱发之虫。取尽，乃服雄黄花蛇药。名通天再造散。《十便良方》。

叶

【气味】

酸，寒，无毒。

【主治】

置荐下，辟虱虫。（《相感志》）

狼　毒（《本经》下品）

【释名】

〔时珍曰〕观其名，知其毒矣。

【集解】

〔别录曰〕狼毒生秦亭山谷及奉高。二月、八月采根，阴干。陈而沉水者良。

〔弘景曰〕宕昌亦出之。乃言止有数亩地生，蝮蛇食其根，故为难得。亦用太山者。今用出汉中及建平。云与防葵同根，但置水中沉者是狼毒，浮者是防葵。俗用亦稀，为疗腹内要药耳。

〔恭曰〕今出秦州、成州，秦亭原在二州之界。秦陇地寒，元无蝮蛇。此物与防葵都不同类，生处又别，太山、汉中亦不闻有，陶说谬矣。

〔志曰〕狼毒叶似商陆及大黄，茎叶上有毛，根皮黄，肉白。以实重者为良，轻者为力劣。秦亭在陇西，奉高是太山下县。陶云，沉者是狼毒，浮者是防葵，此不足为信。假使防葵秋冬采者坚实，得水皆沉；狼毒春夏采者轻虚，得水皆浮。且二物全别，不可比类。此与麻黄、橘皮、半夏、枳实、吴茱萸为六陈也。

〔保昇曰〕根似玄参，惟浮虚者为劣也。

〔颂曰〕今陕西州郡及辽、石州亦有之。状如马志所说。

〔时珍曰〕狼毒出秦、晋地。今人往往以草蔺茹为之，误矣。见蔺茹下也。

根

【气味】

辛，平，有大毒。

〔甄权曰〕苦，辛，有毒。

〔之才曰〕大豆为之使，宜醋炒，恶麦句姜，畏占斯、密陀僧也。

【主治】

咳逆上气，破积聚饮食，寒热水气，恶疮鼠瘘疽蚀，鬼精益毒，杀飞鸟走兽。(《本经》)

除胁下积癖。(《别录》)

治痰饮症瘕。亦杀鼠。(甄权)

合野葛纳耳中。治聋。(《抱朴子》)。

【附方】旧四，新六。

心腹连痛作胀。用狼毒二两，附子半两，捣筛，蜜丸梧子大。一日服一丸，二日二丸，三日三丸止；又从一丸起，至三丸止，以瘥为度。《肘后方》。

九种心痛一虫，二蛀，三风，四悸，五食，六饮，七冷，八热，九气也。又治连年积冷，流注心胸，及落马堕车，淤血中恶等证。九痛丸：用狼毒炙香，吴茱萸汤泡，巴豆去心，炒取霜，干姜炮，人参各一两，附子泡去皮三两，为末，炼蜜丸梧子大，每空腹温酒下一丸。《千金方》。

腹中冷痛水谷阴结，主下停痰，两胁痞满，按之鸣转，逆害饮食。用狼毒三两，附子一两，旋覆花三两，捣末，蜜丸梧子大。每服三丸，食前白汤下，日三服。《肘后方》。

阴疝欲死丸缩入腹，急痛欲死。狼毒四两，防风二两，附子三两烧，以蜜丸梧子大。每服三丸，日夜三度白汤下。《肘后方》。

两胁气结方同腹中冷痛方。

一切虫病用狼毒杵末，每服一钱，用饧一皂子大，沙糖少许，以水化开，卧时空腹服之，次早即下虫也。《集效方》。

干湿虫疥狼毒不拘多少，捣烂，以猪油、马油调搽患处。方睡勿以被蒙头，恐药气伤面。此维扬潘氏所传方。《蔺氏经验方》。

积年疥癞狼毒一两，一半生研，

一半炒研，轻粉三合，水银三钱，以茶末水许，于瓦器内，以津液擦化为末，同以清油浸药，高一寸，三日，待药沉油清，遇夜不见灯火，蘸油涂疮上，仍以口鼻于药盏上吸气，取效。《永类方》。

积年干癣生痂，搔之黄水出，每逢阴雨即痒。用狼毒末涂之。《圣惠方》。

恶疾风疮狼毒、秦艽等分，为末。每服方寸匕，温酒下，日一二服。《千金方》。

白附子（《别录》下品）

【释名】

见后发明下。

【集解】

〔《别录》曰〕白附子生蜀郡。三月采。

〔弘景曰〕此物久绝，无复真者。

〔恭曰〕本出高丽，今出凉州以西，蜀郡不复有。生砂碛下湿地，独茎似鼠尾草，细叶周匝，生于穗间，根形似天雄。

〔珣曰〕徐表《南州异物记》云：生东海、新萝国及辽东。苗与附子相似。

〔时珍曰〕根正如草乌头之小者，长寸许，干者皱文有节。

【气味】

辛、甘，大温，有小毒。

〔保昇曰〕甘、辛，温。

〔《大明》曰〕无毒。

〔珣曰〕小毒。入药炮用。

〔杲曰〕纯阳。引药势上行。

【主治】

心痛血痹，面上百病，行药势。（《别录》）

中风失音，一切冷风气，面皯瘢疵。（《大明》）

诸风冷气，足弱无力，疥癣风疮，阴下湿痒，头面痕，入面脂用。（李珣）

补肝风虚。（好古）

风痰。（震亨）

【发明】

〔时珍曰〕白附子乃阳明经药，因与附子相似，故得此名，实非附子类也。按《楚国先贤传》云：孔休伤颊有瘢。王莽赐玉屑白附子香，与之消瘢。

【附方】新十二。

中风口㖞半身不遂。牵正散：用白附子、白僵蚕、全蝎并等分，生研为末。每服二钱，热酒调下。《杨氏家藏方》。

小儿暑风暑毒入心，痰塞心孔，

昏迷搐搦，此乃危急之证，非此丸生料瞑眩之剂不能伐之。三生丸：用白附子、天南星、半夏，并去皮，等分，生研，猪胆汁和丸黍米大。量儿大小，以薄荷汤下。令儿侧卧，呕出痰水即苏。《全幼心鉴》。

风痰眩晕头痛气郁，胸膈不利。白附子炮去皮脐半斤，石膏煅红半斤，朱砂二两二钱半，龙脑一钱，为末，粟米饭丸小豆大。每服三十丸，食后茶酒任下。《御药院方》。

偏正头风白附子、白芷、猪牙皂角去皮，等分为末。每服二钱，食后茶清调下。右痛右侧卧，左痛左侧卧，两边皆痛仰卧少顷。《普济方》。

痰厥头痛白附子、天南星、半夏等分，生研为末，生姜自然汁浸，蒸饼丸绿豆大。每服四十丸，食后姜汤下。《济生方》。

赤白汗斑白附子、硫黄等分，为末，姜汁调稀，茄蒂蘸擦，日数次。《简便方》。

面上皯䵳白附子为末，卧时浆水洗面，以白蜜和涂纸上，贴之。久久自落。《卫生易简方》。

耳出脓水白附子炮、羌活各一两，为末。猪羊肾各一个，每个入末半钱，湿纸包煨熟，五更食，温酒下。《圣济录》。

喉痹肿痛白附子末、枯矾等分，研末，涂舌上，有涎吐出。《圣惠方》。

偏坠疝气白附子二个，为末，津调填脐上，以艾灸三壮或五壮，即愈。杨起《简便方》。

小儿吐逆不定，虚风喘急。白附子、藿香等分，为末。每米饮下半钱。《保幼大全方》。

慢脾惊风白附子半两，天南星半两，黑附子一钱，并炮去皮，为末。每服二钱，生姜五片，水煎服。亦治大人风虚，止吐化痰。宣和间，真州李博士用治吴内翰女孙甚效。康州陈侍郎病风虚极昏，吴内翰令服三四服，即愈。《杨氏家藏方》。

半　夏（《本经》下品）

【释名】

守田（《别录》）

水玉（《本经》）

地文（《本经》）

和姑（《吴普》）

〔时珍曰〕礼记月令：五月半夏生。盖当夏之半也，故名。守田会意，水玉因形。

【集解】

〔《别录》曰〕半夏生槐里川谷。

五月、八月采根，暴干。

〔普曰〕生微丘或生野中，二月始生叶，三三相偶。白花圆上。

〔弘景曰〕槐里属扶风。今第一出青州，吴中亦有，以肉白者为佳，不厌陈久。

〔恭曰〕所在皆有。生平泽中者，名羊眼半夏，圆白为胜。然江南者大乃径寸，南人特重之。顷来互用，功状殊异。其苗似是由跋，误以为半夏也。

〔颂曰〕在处有之，以齐州者为佳。二月生苗一茎，茎端三叶，浅绿色，颇似竹叶，而生江南者似芍药叶。根下相重，上大下小，皮黄肉白。五月、八月采根，以灰裹二日，汤洗暴干。《蜀图经》云：五月采则虚小，八月采乃实大。其平泽生者甚小，名羊眼半夏。由跋绝类半夏，而苗不同。

〔敩曰〕白傍𦮯子真似半夏，只是咬着微酸，不入药用。

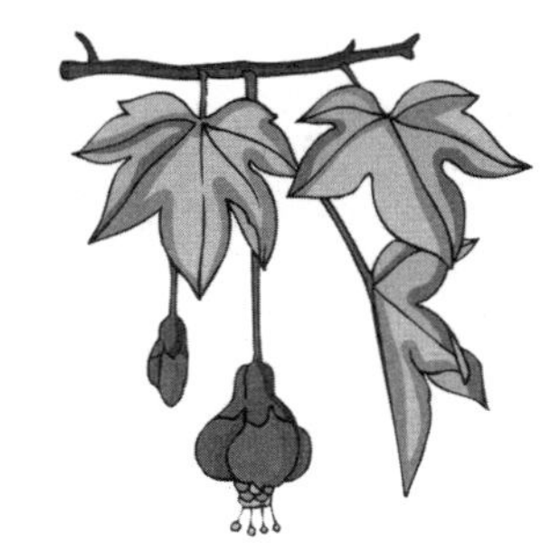

【修治】

〔弘景曰〕凡用，以汤洗十许过，令滑尽。不尔，有毒戟人咽喉。方中有半夏必须用生姜者，以制其毒故也。

〔敩曰〕修事半夏四两，用白芥子末二两，酽醋六两，搅浊，将半夏投中，洗三遍用之。若洗涎不尽，令人气逆，肝气怒满。

〔时珍曰〕今治半夏，惟洗去皮垢，以汤泡浸七日，逐日换汤，晾干切片。姜汁拌焙入药。或研为末，以姜汁入汤浸澄三日，沥去涎水，晒干用，谓之半夏粉。或研末以姜汁和作饼子，日干用，谓之半夏饼。或研末以姜汁、白矾汤和作饼，楮叶包置篮中，待生黄衣，日干用，谓之半夏曲。白飞霞《医通》云：痰分之病，半夏为主，造而为曲尤佳。治湿痰以姜汁、白矾汤和之，治风痰以姜汁及皂荚煮汁和之，治火痰以姜汁、竹沥或荆沥和之，治寒痰以姜汁、矾汤入白芥子末和之，此皆造曲妙法也。

根

【气味】

辛，平，有毒。

〔《别录》曰〕生微寒，熟温。生令人吐，熟令人下。汤洗尽滑用。

〔元素曰〕味辛、苦，性温，气

味俱薄，沉而降，阴中阳也。

〔好古曰〕辛厚苦轻，阳中阴也。入足阳明、太阴、少阳三经。

〔之才曰〕射干为之使。恶皂荚。畏雄黄、生姜、干姜、秦皮、龟甲。反乌头。

〔权曰〕柴胡为之使。忌羊血、海藻、饴糖。

〔元素曰〕热痰佐以黄芩，风痰佐以南星，寒痰佐以干姜，痰痞佐以陈皮、白术。多用则泻脾胃。诸血证及口渴者禁用，为其燥津液也。孕妇忌之，用生姜则无害。

【主治】

伤寒寒热，心下坚，胸胀咳逆，头眩，咽喉肿痛，肠鸣，下气止汗。(《本经》)

消心腹胸膈痰热满结，咳嗽上气，心下急痛坚痞，时气呕逆，消痈肿，疗痿黄，悦泽面目，堕胎。(《别录》)

消痰，下肺气，开胃建脾，止呕吐，去胸中痰满。生者：摩痈肿，除瘤瘿气。(甄权)

治吐食反胃，霍乱转筋，肠腹冷，痰疟。(《大明》)

治寒痰，及形寒饮冷伤肺而咳，消胸中痞，膈上痰，除胸寒，和胃气，燥脾湿，治痰厥头痛，消肿散结。(元素)

治眉棱骨痛。(震亨)

补肝风虚。(好古)

除腹胀，目不得瞑，白浊梦遗带下。(时珍)

【发明】

〔权曰〕半夏使也。虚而有痰气，宜加用之。

〔颂曰〕胃冷呕哕，方药之最要。

〔成无己曰〕辛者散也，润也。半夏之辛，以散逆气结气，除烦呕，发音声，行水气，而润肾燥。

〔好古曰〕《经》云，肾主五液，化为五湿。自入为唾，入肝为泣，入心为汗，入脾为痰，入肺为涕。有痰曰嗽，无痰曰咳。痰者，因咳而动脾之湿也。半夏能泄痰之标，不能泄痰之本。泄本者，泄肾也。咳无形，痰有形；无形则润，有形则燥，所以为流湿润燥也。俗以半夏为肺药，非也。止呕吐为足阳明，除痰为足太阴。柴胡为之使，故今柴胡汤中用之，虽为止呕，亦助柴胡、黄芩主往来寒热，是又为足少阳、阳明也。

〔宗奭曰〕今人惟知半夏去痰，不言益脾，盖能分水故也。脾恶湿，湿则濡困，困则不能治水。《经》云：湿胜则泻。一男子夜数如厕，或教以生姜一两，半夏、大枣各三十枚，水一升，瓷瓶中慢火烧为熟水，时呷之，便已也。

〔赵继宗曰〕丹溪言二陈汤治一

身之痰，世医执之，凡有痰者皆用。夫二陈内有半夏，其性燥烈，若风痰、寒痰、湿痰、食痰则相宜；至于劳痰、失血诸痰，用之反能燥血液而加病，不可不知。

〔机曰〕俗以半夏性燥有毒，多以贝母代之。贝母乃太阴肺经之药，半夏乃太阴脾经、阳明胃经之药，何可代也？夫咳嗽吐痰，虚劳吐血，或痰中见血，诸郁，咽痛喉痹，肺痈肺痿，痈疽，妇人乳难，此皆贝母为向导，半夏乃禁用之药。若涎者脾之液，美味膏粱炙煿，皆能生脾胃湿热，故涎化为痰，久则痰火上攻，令人昏愦口噤，偏废僵仆，蹇涩不语，生死旦夕，自非半夏、南星，曷可治乎？若以贝母代之，则翘首待毙矣。

〔时珍曰〕脾无留湿不生痰，故脾为生痰之源，肺为贮痰之器。半夏能主痰饮及腹胀者，为其体滑而味辛性温也。涎滑能润，辛温能散亦能润，故行湿而通大便，利窍而泄小便。所谓辛走气，能化液，辛以润之是矣。洁古张氏云：半夏、南星治其痰，而咳嗽自愈。丹溪朱氏云：二陈汤能使大便润而小便长。聊摄成氏云：半夏辛而散，行水气而润肾燥。又《和剂局方》，用半硫丸治老人虚秘，皆取其滑润也。世俗皆以南星、半夏为性燥，误矣。湿去则土燥，痰涎不生，非二物之性燥也。古方治咽痛喉痹，吐血下血，多用二物，非禁剂也。二物亦能散血，故破伤打扑皆主之。惟阴虚劳损，则非湿热之邪，而用利窍行湿之药，是乃重竭其津液，医之罪也，岂药之咎哉？《甲乙经》用治夜不眠，是果性燥者乎？岐伯云：卫气行于阳，阳气满，不得入于阴，阴气虚，故目不得瞑。治法：饮以半夏汤一剂，阴阳既通，其卧立室。方用流水千里者八升，扬之万遍，取清五升，煮之，炊以苇薪，大沸，入秫米一升，半夏五合，煮一升半，饮汁一杯，日三，以知为度。病新发者，覆杯则卧，汗出则已。久者，三饮而已。

【附方】旧十四，新五十四。

法制半夏清痰化饮，壮脾顺气。用大半夏，汤洗七次，焙干再洗，如此七转，以浓米泔浸一日夜。每一两用白矾一两半，温水化，浸五日。焙干，以铅白霜一钱，温水化，又浸七日。以浆水慢火内煮沸，焙干收之。每嚼一二粒，姜汤送化下。《御药院方》。

红半夏法消风热，清痰涎，降气利咽。大半夏，汤浸焙制如上法。每一两入龙脑五分，朱砂为衣染之。先铺灯草一重，约一指厚，排半夏于上，再以灯草盖一指厚。以炒豆焙之，候干取出。每嚼一两粒，温水送下。

《御药院方》。

化痰镇心祛风利膈。辰砂半夏丸：用半夏一斤，汤泡七次，为末筛过，以水浸三日，生绢滤去滓，澄清去水，晒干，一两，入辰砂一钱，姜汁打糊丸梧子大。每姜汤下七十丸。此周府方也。《袖珍方》。

化痰利气三仙丸，方见虎掌下。

消痰开胃去胸膈壅滞。《斗门方》：用半夏洗净，焙干为末，自然姜汁和作饼，湿纸裹煨香。以熟水二盏，同饼二钱，入盐五分，煎一盏，服之。大压痰毒，及治酒食伤，极验。《经验后方》：用半夏、天南星各二两，为末，水五升，入坛内浸一宿，去清水，焙干重研。每服二钱，水二盏，姜三片，煎服。

中焦痰涎利咽，清头目，进饮食。半夏泡七次四两，枯矾一两，为末，姜汁打糊，或煮枣肉，和丸梧子大。每姜汤下十五丸。寒痰加丁香五钱，热痰加寒水石煅四两。名玉液丸。《和剂局方》。

老人风痰大腑热不识人，及肺热痰实，咽喉不利。半夏泡七次焙，硝石各半两，为末，入白面一两捣匀，水和丸绿豆大。每姜汤下五十丸。《普济方》。

膈壅风痰半夏不计多少，酸浆浸一宿，温汤洗五、七遍，去恶气，日干为末，浆水搜作饼，日干再研为末。每五两入生龙脑一钱，以浆水浓脚和丸鸡头子大。纱袋盛，通风处阴干。每服一丸，好茶或薄荷汤嚼下。《御药院方》。

搜风化痰定志安神，利头目。辰砂化痰丸：用半夏曲三两，天南星炮一两，辰砂、枯矾各半两，为末，姜汁打糊丸梧子大。每服三十丸，食后姜汤送下。《和剂局方》。

痰厥中风省风汤：用半夏汤泡八两，甘草炙二两，防风四两。每服半两，姜二十片，水二盏，煎服。《奇效方》。

风痰头晕呕逆目眩，面色青黄，脉弦者。水煮金花丸：用生半夏、生天南星、寒水石煅各一两，天麻半两，雄黄二钱，小麦面三两，为末，水和成饼，水煮浮起，漉出，捣丸梧子大。每服五十丸，姜汤下，极效。亦治风痰咳嗽，二便不通；风痰头痛。洁古《活法机要方》。

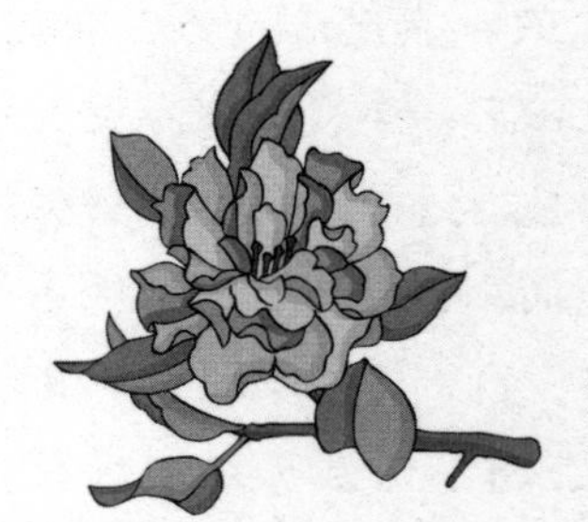

风痰湿痰青壶丸：半夏一斤，天

南星半两，各汤泡，晒干为末，姜汁和作饼，焙干，入神曲半两，白术末四两，枳实末二两，姜汁面糊丸梧子大。每服五十丸，姜汤下。《叶氏方》。

风痰喘逆兀兀欲吐，眩晕欲倒。半夏一两，雄黄三钱，为末，姜汁浸，蒸饼丸梧子大。每服三十丸，姜汤下。已吐者加槟榔。《活法机要》。

风痰喘急千缗汤：用半夏汤洗七个，甘草炙、皂荚炒各一寸，姜二片，水一盏，煎七分，温服。《苏沈良方》。

上焦热痰咳嗽。制过半夏一两，片黄芩末二钱，姜汁打糊丸绿豆大。每服七十丸，淡姜汤食后服。此周宪王亲制方也。《袖珍方》。

肺热痰嗽制半夏、栝楼仁各一两，为末，姜汁打糊丸梧子大。每服二三十丸，白汤下。或以栝楼瓤煮熟丸。《济生方》。

热痰咳嗽烦热面赤，口燥心痛，脉洪数者。小黄丸：用半夏、天南星各一两，黄芩一两半，为末，姜汁浸蒸饼丸梧子大。每服五七十丸，食后姜汤下。洁古《活法机要》。

小儿痰热咳嗽惊悸。半夏、南星等分，为末，牛胆汁和，入胆内，悬风处待干，蒸饼丸绿豆大。每姜汤下三五丸。《摘玄方》。

湿痰咳嗽面黄体重，嗜卧惊，兼食不消，脉缓者。白术丸：用半夏、南星各一两，白术一两半，为末，薄糊丸梧子大。每服五七十丸，姜汤下。《活法机要》。

气痰咳嗽面白气促，洒淅恶寒，愁忧不乐，脉涩者。玉粉丸：用半夏、南星各一两，官桂半两，为末，糊丸梧子大。每服五十丸，姜汤下。《活法机要》。

小结胸痛正在心下，按之则痛，脉浮滑者，小陷胸汤主之。半夏半升，黄连一两，栝楼实大者一个，水六升，先煮栝楼取三升，去滓，内二味煮取二升，分三服。仲景《伤寒论》。

湿痰心痛喘急者。半夏油炒为末，粥糊丸绿豆大。每服二十丸，姜汤下。《丹溪心法》。

急伤寒病半夏四钱，生姜七片，酒一盏，煎服。胡洽居士《百病方》。

结痰不出语音不清，年久者亦宜。玉粉丸：半夏半两，桂心一字，草乌头半字，为末，姜汁浸蒸饼丸芡子大。每服一丸，夜卧含咽。《活法机要》。

停痰冷饮呕逆。橘皮半夏汤：用半夏水煮熟、陈橘皮各一两。每服四钱，生姜七片，水二盏，煎一盏，温服。《和剂局方》。

停痰留饮胸膈满闷，气短恶心，饮食不下，或吐痰水。茯苓半夏汤：

用半夏泡五两，茯苓三两。每服四钱，姜七片，水一钟半，煎七分，去滓空心服，甚捷径。《和剂局方》。

支饮作呕呕家本渴。不渴者，心下有支饮也。或似喘不喘，似呕不呕，似哕不哕，心下愦愦，并宜小半夏汤。用半夏泡七次，一升，生姜半斤，水七升，煮一升五合，分服。张仲景《金匮要略》。

哕逆欲死半夏生姜汤主之，即上方也。

痘疮哕气方同上。

呕哕眩悸谷不得下。小半夏加茯苓汤：半夏一升，生姜半斤，茯苓三两，切，以水七升，煎一升半，分温服之。《金匮要略》。

目不得眠见发明下。

心下悸忪半夏麻黄丸：半夏、麻黄等分，为末，蜜丸小豆大。每服三十丸，日三。《金匮要略》。

伤寒干啘半夏熟洗，研末。生姜汤服一钱匕。《深师方》。

呕逆厥逆内有寒痰。半夏一升洗滑焙研，小麦面一升，水和作弹丸，水煮熟。初吞四五枚，日三服。稍增至十五枚，旋煮旋吞。觉病减，再作。忌羊肉、饧糖。此乃许仁则方也。《外台秘要》。

呕吐反胃大半夏汤：半夏三升，人参三两，白蜜一升，水一斗二升和，扬之一百二十遍。煮取三升半，温服一升，日再服。亦治膈间支饮。《金匮要略》。

胃寒哕逆停痰留饮。藿香半夏汤：用半夏汤泡炒黄二两，藿香叶一两，丁香皮半两。每服四钱，水一盏，姜七片，煎服。《和剂局方》。

小儿吐泻脾胃虚寒。齐州半夏泡七次、陈粟米各一钱半，姜十片，水盏半，煎八分，温服。钱乙《小儿》。

小儿痰吐或风壅所致，或咳嗽发热，饮食即呕。半夏泡七次半两，丁香一钱，以半夏末水和包丁香，用面重包，煨熟，去面为末，生姜自然汁和丸麻子大。每服二三十丸，陈皮汤下。《活幼口议》。

妊娠呕吐半夏二两，人参、干姜各一两，为末，姜汁面糊丸梧子大。每饮服十丸，日三服。仲景《金匮要略》。

霍乱腹胀半夏、桂等分，为末。水服方寸匕。《肘后方》。

小儿腹胀半夏末少许，酒和丸粟米大。每服二丸，姜汤下。不瘥，加之。或以火炮研末，姜汁调贴脐，亦佳。《子母秘录》。

黄疸喘满小便自利，不可除热。半夏、生姜各半斤，水七升，煮一升五合，分再服。有人气结而死，心下暖，以此少许入口，遂活。（张仲景方）。

伏暑引饮脾胃不利。消暑丸：用半夏醋煮一斤，茯苓半斤，生甘草半斤，为末，姜汁面糊丸梧子大。每服五十丸，热汤下。《和剂局方》。

老人虚秘冷秘，及痃癖冷气。半硫丸：半夏泡炒、生硫黄等分，为末，自然姜汁煮糊丸如梧子大。每空心温酒下五十丸。《和剂局方》。

失血喘急吐血下血，崩中带下，喘急痰呕，中满宿淤。用半夏捶扁，以姜汁和面包煨黄，研末，米糊丸梧子大。每服三十丸，白汤下。《直指方》。

白浊梦遗半夏一两，洗十次，切破，以木猪苓二两，同炒黄，出火毒，去猪苓，入煅过牡蛎一两，以山药糊丸梧子大。每服三十丸，茯苓汤送下。肾气闭而一身精气无所管摄，妄行而遗者，宜用此方。盖半夏有利性，猪苓导水，使肾气通也。与下元虚惫者不同。许学士《本事方》。

八般头风三次见效。半夏末，入百草霜少许，作纸捻烧烟，就鼻内嗃之。口中含水，有涎，吐去再含。《卫生宝鉴》。

少阴咽痛生疮，不能言语，声不出者，苦酒汤主之。半夏七枚打碎，鸡子一枚，头开一窍，去黄，纳苦酒令小满，入半夏在内，以镮子坐于炭火上，煎三沸，去滓，置杯中。时时咽之，极验；未瘥更作。仲景《伤寒论》。

喉痹肿塞生半夏末嗃鼻内，涎出效。《集简方》。

骨哽在咽半夏、白芷等分，为末。水服方寸匕，当呕出。忌羊肉。《外台秘要》。

重舌木舌胀大塞口。半夏煎醋，含漱之。又方：半夏二十枚，水煮过，再泡片时，乘热以酒一升浸之，密封良久，热漱冷吐之。

小儿囟陷乃冷也。水调半夏末，涂足心。

面上黑气半夏焙研，米醋调敷。不可见风，不计遍数，从早至晚，如此三日，皂角汤洗下，面莹如玉也。《摘玄方》。

癞风眉落生半夏、羊屎烧焦等分，为末，自然姜汁日调涂。《圣济录》。

盘肠生产产时子肠先出，产后不收者，名盘肠产。以半夏末频嗃鼻中，则上也。《妇人良方》。

产后晕绝半夏末，冷水和丸大豆大，纳鼻中即愈。此扁鹊法也。《肘后方》。

小儿惊风生半夏一钱，皂角半钱，为末。吹少许入鼻，名嚏惊散，即苏。《直指方》。

卒死不寤半夏末吹鼻中，即活。

南岳夫人紫灵魏元君方。

五绝急病一曰自缢，二曰墙压，三曰溺水，四曰魇魅，五曰产乳。并以半夏末，纳大豆一丸入鼻中。心温者，一日可活也。《子母秘录》。

痈疽发背及乳疮。半夏末，鸡子白调，涂之。《肘后方》。

吹奶肿痛半夏一个，煨研酒服，立愈。一方：以末，随左右㗜鼻效。刘长春《经验方》。

打扑淤痕水调半夏末涂之，一宿即没也。《永类钤方》。

远行足趼方同上。《集简方》。

金刃不出入骨脉中者。半夏、白敛等分，为末。酒服方寸匕，日三服。至二十日自出。李筌《太白经》。

飞虫入耳生半夏末，麻油调，涂耳门外。《本事方》。

蝎虿螫人半夏末，水调涂之，立止。钱相公《箧中方》。

蝎瘘五孔相通者。半夏末，水调涂之，日二。《圣惠方》。

咽喉骨哽半夏、白芷等分，为末。水服方寸匕，当呕出。忌羊肉。《外台秘要》。

茎涎

【主治】

炼取涂发眉，堕落者即生。雷敩。

荨　麻（荨音寻《宋图经》）

【释名】

毛蓺

〔时珍曰〕荨字本作蓺。杜子美有除蓺草诗，是也。

【集解】

〔颂曰〕荨麻生江宁府山野中。

〔时珍曰〕川黔诸处甚多。其茎有刺，高二三尺。叶似花桑，或青或紫，背紫者入药。上有毛芒可畏，触人如蜂虿螫蠚，以人溺濯之即解。有花无实，冒冬不凋。挼投水中，能毒鱼。

【气味】

辛、苦、寒，有大毒。吐利人不止。

【主治】

蛇毒，捣涂之。（苏颂）

风疹初起，以此点之，一夜皆失。（时珍）

第十八卷　草部（七）

五味子（《本经》上品）

【释名】

荎藸（《尔雅》　音知除）

玄及（《别录》）

会及

〔恭曰〕五味，皮肉甘、酸，核中辛、苦，都有咸味，此则五味具也。《本经》但云味酸，当以木为五行之先也。

【集解】

〔《别录》曰〕五味子生齐山山谷及代郡。八月采实，阴干。

〔弘景曰〕今第一出高丽，多肉而酸甜；次出青州、冀州，味过酸，其核并似猪肾。又有建平者，少肉，核形不相似，味苦，亦良。此药多膏润，烈日暴之，乃可捣筛。

〔恭曰〕蔓生木上。其叶似杏而大。子作房如落葵，大如蘡子。出蒲州及蓝田山中，今河中府岁贡之。

〔保昇曰〕蔓生。茎赤色，花黄、白。子生青熟紫，亦具五色。味甘者佳。

〔颂曰〕今河东、陕西州郡尤多，杭越间亦有之。春初生苗，引赤蔓于高木，其长六七尺。叶尖圆似杏叶。三四月开黄白花，类莲花状。七月成实，丛生茎端，如豌豆许大，生青熟红紫，入药生曝不去子。今有数种。大抵相近。雷敩言小颗皮皱泡者，有白扑盐霜一重，其味酸咸苦辛甘皆全者为真也。

〔时珍曰〕五味今有南北之分，南产者色红，北产者色黑，入滋补药必用北产者乃良。亦可取根种之，当年就旺；若二月种子，次年乃旺，须以架引之。

【修治】

〔敩曰〕凡用以铜刀劈作两片，用蜜浸蒸，从巳至申，却以浆浸一宿，焙干用。

〔时珍曰〕入补药熟用，入嗽药生用。

【气味】

酸，温，无毒。

〔好古曰〕味酸，微苦、咸。味厚气轻，阴中微阳，入手太阴血分、足少阴气分。

〔时珍曰〕酸咸入肝而补肾，辛苦入心而补肺，甘入中宫益脾胃。

〔之才曰〕苁蓉为之使。恶萎蕤。胜乌头。

【主治】

益气，咳逆上气，劳伤羸瘦，补不足，强阴。益男子精。(《本经》)

养五脏，除热生阴中肌。(《别录》)

治中下气，止呕逆，补虚劳，令人体悦泽。(甄权)

明目，暖水脏，壮筋骨，治风消食，反胃霍乱转筋，痃癖奔豚冷气，消水肿心腹气胀，止渴，除烦热，解酒毒。(《大明》)

生津止渴，治泻痢，补元气不足，收耗散之气，瞳子散大。(李杲)

治喘咳燥嗽，壮水镇阳。(好古)

【发明】

〔成无己曰〕肺欲收，急食酸以收之，以酸补之。芍药、五味之酸，以收逆气而安肺。

〔杲曰〕收肺气，补气不足，升也。酸以收逆气，肺寒气逆，则宜此与干姜同治之。又五味子收肺气，乃火热必用之药，故治嗽以之为君。但有外邪者不可骤用，恐闭其邪气，必先发散而后用之乃良。有痰者，以半夏为佐；喘者，阿胶为佐，但分两少不同耳。

〔宗奭曰〕今华州以西至秦州多产之。方红熟时，彼人采得，蒸烂，研滤汁，熬成稀膏，量酸甘入蜜炼匀，待冷收器中。肺虚寒人，作汤时时饮之。作果可以寄远。本经言其性温，今食之多致虚热，小儿益甚。药性论谓其除热气，日华子谓其暖水脏，除烦热，后学至此多惑。今既用治肺虚寒，则更不取其除热之说。

〔震亨曰〕五味大能收肺气，宜其有补肾之功。收肺气，非除热乎？补肾，非暖水脏乎？乃火热嗽必用之药。寇氏所谓食之多致虚热者，盖收补之骤也，何惑之有？又黄昏嗽乃火气浮入肺中，不宜用凉药，宜五味子、五倍子敛而降之。

〔思邈曰〕五六月宜常服五味子汤，以益肺金之气，在上则滋源，在下则补肾。其法：以五味子一大合，木臼捣细，甆瓶中，以百沸汤投之，入少蜜，封置火边良久，汤成任饮。

〔元素曰〕孙真人《千金月令》言：五月常服五味，以补五脏之气。遇夏月季夏之间，困乏无力，无气以动。与黄芪、人参、麦门冬，少加黄檗，煎汤服之。使人精神顿加，两足筋力涌出也。盖五味子之酸，辅人参，能泻丙火而补庚金，收敛耗散之气。

〔好古曰〕张仲景八味丸，用此补肾，亦兼述类象形也。

〔机曰〕五味治喘嗽，须分南北。生津止渴，润肺补肾，劳嗽，宜用北者；风寒在肺，宜用南者。

〔慎微曰〕《抱朴子》云：五味者，五行之精，其子有五味。淮南公羡门子服之十六年，面色如玉女，入水不沾，入火不灼。

【附方】新一十一。

久咳肺胀五味二两，粟壳白饧炒过半两，为末，白饧丸弹子大。每服一丸，水煎服。《卫生家宝方》。

久咳不止《丹溪方》：用五味子五钱，甘草一钱半，五倍子、风化消各二钱，为末，干噙。《摄生方》：用五味子一两，真茶四钱，晒研为末。以甘草五钱煎膏，丸绿豆大。每服三十丸，沸汤下，数日即愈也。

痰嗽并喘五味子、白矾等分，为末。每服三钱，以生猪肺炙熟，蘸末细嚼，白汤下。汉阳库兵黄六病此，百药不效。于岳阳遇一道人传此，两服，病遂不发。《普济方》。

阳事不起新五味子一斤，为末。酒服方寸匕，日三服。忌猪鱼蒜醋。尽一剂，即得力。百日以上，可御十女。四时勿绝，药功能知。《千金方》。

肾虚遗精北五味子一斤洗净，水浸，挼去核。再以水洗核，取尽余味。通置砂锅中，布滤过，入好冬蜜二斤，炭火慢熬成膏，瓶收五日，出火性。每空心服一二茶匙，百滚汤下。刘松石《保寿堂方》。

肾虚白浊及两胁并背脊穿痛。五味子一两，炒赤为末，醋糊丸梧子大。每醋汤下三十丸。《经验良方》。

五更肾泄凡人每至五更即溏泄一二次，经年不止者，名曰肾泄，盖阴盛而然。脾恶湿，湿则濡而困，困则不能治水。水性下流，则肾水不足。用五味子以强肾水，养五脏；吴茱萸以除脾湿，则泄自止矣。五味去梗二两，茱萸汤泡七次五钱，同炒香，为末。每日陈米饮服二钱。许叔微《本事方》。

女人阴冷五味子四两为末，以口中玉泉和丸兔矢大，频纳阴中，取效。《近效方》。

烂弦风眼五味子，蔓荆子煎汤，频洗之。《谈野翁种子方》。

天门冬（《本经》上品）

【释名】

虋冬（《音门》）

颠勒（《本经》）

颠棘（《尔雅》）

天棘（《纲目》）

万岁藤

〔禹锡曰〕按《尔雅》云：蔷蘼，虋冬。注云：门冬也，一名满冬。《抱朴子》云：一名颠棘，或名地门冬，或名筵门冬。在东岳名淫羊藿，在中岳名天门冬，在西岳名管松，在北岳名无不愈，在南岳名百部，在京陆山阜名颠棘，在越人名浣草。虽处处有之，其名不同，其实一也。别有百部草，其根有百许如一，而苗小异，其苗似菝葜，惟可治咳，不中服食，须分别之。

〔时珍曰〕草之茂者为虋，俗作门。此草蔓茂而功同麦门冬，故曰天门冬，或曰天棘。《尔雅》云：髦，颠棘也。因其细叶如髦，有细棘也。颠、天，音相近也。按《救荒本草》云：俗名万岁藤，又名婆萝树。其形与治肺之功颇同百部，故亦名百部也。蔷蘼乃营实苗，而《尔雅》指为虋冬，盖古书错简也。

【集解】

〔《别录》曰〕天门冬生奉高山谷。二月、三月、七月、八月采根，曝干。

〔弘景曰〕奉高，泰山下县名也。今处处有之，以高地大根味甘者为好。《桐君药录》云：蔓生，叶有刺，五月花白，十月实黑，根连数十枚。张华《博物志》云：天门冬茎间有逆刺。若叶滑者，名絺体，一名颠棘。挼根入汤，可以浣缣，素白如绒（纻类也）。今越人名为浣草，胜于用灰。此非门冬，乃相似尔。按此说与桐君之说相乱。今人所采皆是有刺者，本名颠勒，亦粗相似，用此浣衣则净，不复更有门冬。恐门冬自一种，或即是浣草耶？又有百部，根亦相类，但苗异尔。

〔恭曰〕此有二种：一种苗有刺而涩，一种无刺而滑，皆是门冬。俗云颠棘、浣草者，形貌诰之。虽作数名，终是一物。二根浣垢俱净，门冬、浣草，互名也。诰音命，目之也。

〔颂曰〕处处有之。春生藤蔓，大如钗股，高至丈余。叶如茴香，极尖细而疏滑，有逆刺；亦有涩而无刺者，其叶如丝杉而细散，皆名天门冬。

夏生细白花，亦有黄色及紫色者。秋结黑子，在其根枝旁。入伏后无花，暗结子。其根白或黄紫色，大如手指，圆实而长二三寸，大者为胜，一科一二十枚同撮，颇与百部根相类。洛中出者，大叶粗干，殊不相类。岭南者无花，余无他异。

〔禹锡曰〕《抱朴子》言：生高地，根短味甜气香者为上；生水侧下地，叶细似蕴而微黄，根长而味多苦气臭者次之，若以服食，令人下气，为益又迟也。入山便可蒸煮，啖之断谷。或为散，仍取汁作酒以服散尤佳。

〔时珍曰〕生苗时，亦可以沃地栽种。子亦堪种，但晚成。

根

【修治】

〔弘景曰〕门冬采得蒸，剥去皮食之，甚甘美，止饥。虽曝干，尤脂润难捣，必须曝于日中或火烘之。今人呼苗为棘刺，煮作饮宜人，而终非真棘刺也。

〔颂曰〕二月、三月、七月、八月采根，蒸剥去皮，四破去心，曝干用。

〔敩曰〕采得去皮心，用柳木甑及柳木柴蒸一伏时，洒酒令遍，更添火蒸。作小架去地二尺，摊于上，曝干用。

【气味】

苦，平，无毒。

〔《别录》曰〕甘，大寒。

〔好古曰〕气寒，味微苦而辛。气薄味厚，阳中之阴。入手太阴、足少阴经气分之药。

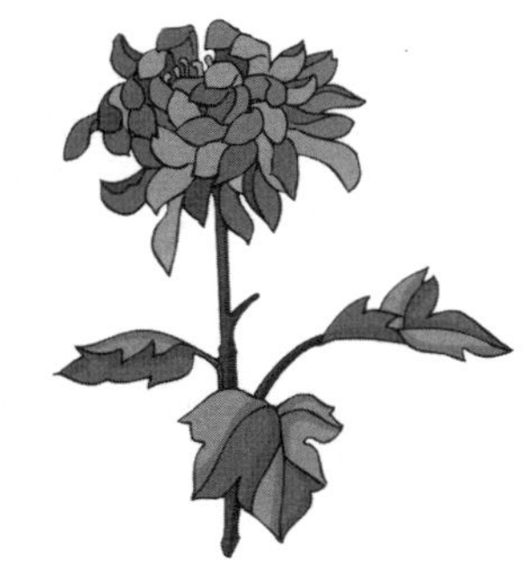

〔之才曰〕垣衣、地黄、贝母为之使。畏曾青。

〔损之曰〕服天门冬，禁食鲤鱼。误食中毒者，浮萍汁解之。捣汁，制雄黄、硇砂。

【主治】

诸暴风湿偏痹，强骨髓，杀三虫，去伏尸。久服轻身益气延年。不饥。(《本经》)

保定肺气，去寒热，养肌肤，利小便，冷而能补。(《别录》)

肺气咳逆，喘息促急，肺痿生痈吐脓，除热，通肾气，止消渴，去热中风，治湿疥，宜久服。煮食之，令

人肌体滑泽白净，除身上一切恶气不洁之疾。(甄权)

镇心，润五脏，补五劳七伤，吐血，治嗽消痰，去风热烦闷。(《大明》)

主心病，嗌干心痛，渴而欲饮，痿蹶嗜卧，足下热而痛。(好古)

润燥滋阴，清金降火。(时珍)

阳事不起。宜常服之。(思邈)

【发明】

〔权曰〕天门冬冷而能补，患人体虚而热者，宜加用之。和地黄为使，服之耐老头不白。

〔宗奭曰〕治肺热之功为多。其味苦，专泄而不专收，寒多人禁服之。

〔元素曰〕苦以泄滞血，甘以助元气，及治血妄行，此天门冬之功也。保定肺气，治血热侵肺，上气喘促，宜加人参、黄芪为主，用之神效。

〔嘉谟曰〕天、麦门冬并入手太阴，驱烦解渴，止咳消痰。而麦门冬兼行手少阴，清心降火，使肺不犯邪，故止咳立效。天门冬复走足少阴，滋肾助元，全其母气，故消痰殊功。盖肾主津液，燥则凝而为痰，得润剂则化，所谓治痰之本也。

〔好古曰〕入手太阴、足少阴经。营卫枯涸，宜以湿济润之。二门冬、人参、五味、枸杞子同为生脉之剂，此上焦独取寸口之意。

〔赵继宗曰〕五药虽为生脉之剂，然生地黄，贝母为天门冬之使，地黄、车前为麦门冬之使，茯苓为人参之使。若有君无使，是独行无功也。故张三丰与胡濙尚书长生不老方，用天门冬三斤，地黄一斤，乃有君而有使也。

〔禹锡曰〕《抱朴子》言：入山便可以天门冬蒸煮啖之，取足以断谷。若有力可饵之，或作散、酒服，或捣汁作液、膏服。至百日丁壮兼倍，快于术及黄精也。二百日强筋髓，驻颜色。与炼成松脂同蜜丸服，尤善。杜紫微服之，御八十妾，一百四十岁，日行三百里。

〔慎微曰〕《列仙传》云：赤须子食天门冬，齿落更生，细发复出。太原甘始服天门冬，在人间三百余年。《圣化经》云：以天门冬、茯苓等分，为末，日服方寸匕。则不畏寒，大寒时单衣汗出也。

〔时珍曰〕天门冬清金降火，益水之上源，故能下通肾气，入滋补方合群药用之有效。若脾胃虚寒人，单饵既久，必病肠滑，反成痼疾。此物性寒而润，能利大肠故也。

【附方】旧三，新十五。

服食法孙真人《枕中记》云：八九月采天门冬根，曝干为末。每服方寸匕，日三服。无问山中人间，久服补中益气，治虚劳绝伤，年老衰损，偏枯不随，风湿不仁，冷痹恶疮，痈疽癞疾。鼻柱败烂者，服之皮脱虫出。酿酒服，去症瘕积聚，风痰颠狂，三虫伏尸，除湿痹，轻身益气，令人不饥，百日还年耐老。酿酒初熟微酸，久停则香美，诸酒不及也。忌鲤里。《臞仙神隐》云：用干天门冬十斤，杏仁一斤，捣末，密渍。每服方寸匕。名仙人粮。

辟谷不饥天门冬二斤，熟地黄一斤，为末，炼蜜丸弹子大。每温酒化三丸，日三服。居山远行，辟谷良。服至十日，身轻目明；二十日，百病愈，颜色如花；三十日，发白更黑，齿落重生；五十日，行及奔马；百日，延年。又法：天门冬捣汁，微火煎取五斗，入白蜜一斗，胡麻炒末二升，合煎至可丸，即止火。下大豆黄末，和作饼，径三寸；厚半寸。一服一饼，一日三服，百日已上有益。又法：天门冬末一升，松脂末一升，蜡、蜜一升和煎，丸如梧子大。每日早午晚各服三十丸。

天门冬酒补五脏、调六腑，令人无病。天门冬三十斤，去心捣碎，以水二石，煮汁一石，糯米一斗，细曲十斤，如常炊酿，酒熟，日饮三杯。

天门冬膏去积聚风痰，补肺，疗咳嗽失血，润五脏，杀三虫伏尸，除瘟疫，轻身益气，令人不饥。以天门冬流水泡过，去皮心，捣烂取汁，砂锅文武炭火煮，勿令大沸。以十斤为率，熬至三斤，却入蜜四两，熬至滴水不散，瓶盛埋土中一七，去火毒。每日早晚白汤调服一匙。若动大便，以酒服之。《医方摘要》。

肺痿咳嗽吐涎沫，心中温温，咽燥而不渴。生天门冬捣汁一斗，酒一斗，饴一升，紫菀四合，铜器煎至可丸。每服杏仁大一丸，日三服。《肘后方》。

阴虚火动有痰，不堪用燥剂者。天门冬一斤，水浸洗去心，取肉十二两，石臼捣烂，五味子水洗去核，取肉四两，晒干，不见火，共捣丸梧子大。每服二十丸，茶下，日三服。《简便方》。

滋阴养血温补下元。三才丸：用天门冬去心，生地黄二两，二味用柳甑箅，以酒洒之，九蒸九晒，待干秤之。人参一两为末，蒸枣肉捣和，丸梧子大。每服三十丸，食前温酒下，日三服。洁古《活法机要》。

虚劳体痛天门冬末，酒服方寸匕，日三。忌鲤鱼。《千金方》。

肺劳风热止渴去热。天门冬去皮

心，煮食。或曝干为末，蜜丸服，尤佳。亦可洗面。《孟诜食疗》。

妇人骨蒸烦热寝汗，口干引饮，气喘。天门冬十两，麦门冬八两，并去心为末，以生地黄三斤，取汁熬膏，和丸梧子大。每服五十丸，以逍遥散去甘草，煎汤下。《活法机要》。

风颠发作则吐，耳如蝉鸣，引胁牵痛。天门冬去心皮，曝捣为末。酒服方寸匕，日三服，久服良。《外台秘要》。

小肠偏坠天门冬三钱，乌药五钱，以水煎服。吴球《活人心统》。

面黑令白天门冬曝干，同蜜捣作丸，日用洗面。《圣济总录》。

口疮连年不愈者。天门冬、麦门冬并去心，玄参等分，为末，炼蜜丸弹子大。每噙一丸。乃僧居寮所传方也。齐德之《外科精义》。

诸般痈肿新掘天门冬三五两，洗净，沙盆擂细，以好酒滤汁，顿服。未效，再服必愈。此祖传经验方也。虞抟《医学正传》。

何首乌（宋《开宝》）

【释名】

交藤（《本传》）

夜合（《本传》）

地精（《本传》）

陈知白（《开宝》）

马肝石（《纲目》）

桃柳藤（《日华》）

九真藤（《纲目》）

赤葛（《斗门》）

疮帚（《纲目》）

红内消

〔大明曰〕其药本草无名，因何首乌见藤夜交，便即采食有功，因以采人为名尔。

〔时珍曰〕汉武时，有马肝石能乌人发，故后人隐此名，亦曰马肝石。赤者能消肿毒，外科呼为疮帚、红内消。《斗门方》云：取根若获九数者，服之乃仙。故名九真藤。

【集解】

〔颂曰〕何首乌本出顺州南河县，今在处有之，岭外、江南诸州皆有，以西洛、嵩山及河南柘城县者为胜。春生苗，蔓延竹木墙壁间，茎紫色。叶叶相对如薯蓣，而不光泽。夏秋开黄白花，如葛勒花。结子有棱，似荞麦而细小，才如粟大。秋冬取根，大者如拳，各有五棱瓣，似小甜瓜。有赤白二种：赤者雄，白者雌，一云：春采根，秋采花。九蒸九曝，乃可服。此药本名交藤，因何首乌服而得名也。唐元和七年，僧文象遇茅山老人，遂传此事。李翱乃著《何首乌传》云：何首乌者，顺州南河县人。祖名能嗣，父名延秀。能嗣本名田儿，生而阉弱，年五十八，无妻子，常慕道术，随师在山。一日醉卧山野，忽见有藤二株，相去三尺余，苗蔓相交，久而方解，解了又交。田儿惊讶其异，至旦遂掘其根归。问诸人，无识者。后有山老忽来。示之。答曰：子既无嗣，其藤乃异，此恐是神仙之药，何不服之？遂杵为末，空心酒服一钱。七日而思人道，数月似强健，因此常服，又加至二钱。经年旧疾皆痊，发乌容少。十年之内，即生数男，乃改名能嗣。又与其子延秀服，皆寿百六十岁。延秀生首乌。首乌服药，亦生数子，年百三十岁，发犹黑。有李安期者，与首乌乡里亲善，窃得方服，其寿亦长，遂叙其事传之云。何首乌，味甘性温无毒，茯苓为使。治五痔腰膝之病，冷气心痛，积年劳瘦痰癖，风虚败劣，长筋力，益精髓，壮气驻颜；黑发延年，妇人恶血痿黄，产后诸疾，赤白带下，毒气入腹，久痢不止，其功不可具述。一名野苗，二名交藤，三名夜合，四名地精，五名何首乌。本出虔州，江南诸道皆有。苗如木藁，叶有光泽，形如桃柳，其背偏，皆单生不相对。有雌雄：雄者苗色黄白，雌者黄赤。根远不过三尺，夜则苗蔓相交，或隐化不见。春末、夏中、秋初三时，候晴明日兼雌雄采之。乘润以布帛拭去泥土，勿损皮，烈日曝干，密器贮之，每月再曝。用时去皮为末，酒下最良。遇有疾，即用茯苓汤下为使。凡服用偶日二、四、六、八日，服讫，以衣覆汗出，导引尤良。忌猪肉血、羊血、无鳞鱼，触药无力。其根形大如拳连珠，其有形如鸟兽山岳之状者，珍也。掘得去皮生吃，得味甘甜，可休粮。赞曰：神效助道，著在仙书。雌雄相交，夜合昼疏。服之去谷，日居月诸。返老还少，变安病躯。有缘者遇，最尔自如。明州刺史李远附录云：何首乌以出南河县及岭南恩州、韶州、潮州、贺州、广州四会县、潘州者为上，邕州晋兴县、桂州、康州、春州、高州、勤州、循州出者次之，真仙草也。五十年者如拳大，号山奴，服之一年，发髭青黑；一百年者，如碗大，号山哥，服之一年，颜色红悦；一百五十年者，如盆大，号山伯，服之一年，齿落更生；二百年者，如斗栲栳大，号山翁，服之一年，颜如童子，行及奔马；三百年者，如三斗栲栳大，号山精，纯阳之体，久服成地仙也。

〔时珍曰〕凡诸名山、深山产者，

即大而佳也。

根

【修治】

〔志曰〕春夏秋采其根，雌雄并用。乘湿以布拭去土，曝干。临时以苦竹刀切，米泔浸经宿，曝干，木杵臼捣之。忌铁器。

〔慎微曰〕方用新采者，去皮，铜刀切薄片，入甑内，以瓷锅蒸之。旋以热水从上淋下，勿令满溢，直候无气味，乃取出曝干用。

〔时珍曰〕近时治法：用何首乌赤白各一斤，竹刀刮去粗皮，米泔浸一夜，切片。用黑豆三斗，每次用三升三合三勺，以水泡过。砂锅内铺豆一层，首乌一层，重重铺尽，蒸之。豆熟，取出去豆，将何首乌晒干，再以豆蒸。如此九蒸九晒，乃用。

【气味】

苦、涩，微温，无毒。

〔时珍曰〕茯苓为之使。忌诸血、无鳞鱼、萝卜、蒜、葱、铁器，同于地黄。能伏朱砂。

【主治】

瘰疬，消痈肿，疗头面风疮，治五痔，止心痛，益血气，黑髭发，悦颜色。久服长筋骨，益精髓，延年不老，亦治妇人产后及带下诸疾。（《开宝》）

久服令人有子，治腹脏一切宿疾，冷气肠风。（《大明》）

泻肝风。（好古）

【发明】

〔时珍曰〕何首乌，足厥阴、少阴药也。白者入气分，赤者入血分。肾主闭藏，肝主疏泄。此物气温，味苦涩。苦补肾，温补肝，涩能收敛精气。所以能养血益肝，固精益肾，健筋骨，乌髭发，为滋补良药。不寒不燥，功在地黄、天门冬诸药之上。气血太和，则风虚痈肿瘰疬诸疾可知矣。此药流传虽久，服者尚寡。嘉靖初，邵应节真人，以七宝美髯丹方上进。世宗肃皇帝服饵有效，连生皇嗣。于是何首乌之方，天下大行矣。宋怀州知州李治，与一武臣同官。怪其年七十余而轻健，面如渥丹，能饮食。叩其术，则服何首乌丸也。乃传其方。后治得病，盛暑中半体无汗，已二年，窃自忧之。造丸服至年余，汗遂浃体。其活血治风之功，大有补益。其方用赤白何首乌各半斤，米泔浸三夜，竹刀刮去皮，切焙，石臼为末，炼蜜丸梧子大。每空心温酒下五十丸。亦可末服。

【附方】旧四，新十二。

七宝美髯丹乌须发，壮筋骨，固精气，续嗣延年。用赤白何首乌各一斤，米泔水浸三四日，瓷片刮去皮，用淘净黑豆二升，以砂锅木甑，铺豆及首乌，重重铺盖蒸之。豆熟，取出去豆，暴干，换豆再蒸，如此九次，暴干为末。赤白茯苓各一斤，去皮研末，以水淘去筋膜及浮者，取沉者捻块，以人乳十碗浸匀，晒干研末。牛膝八两去苗，酒浸一日，同何首乌第七次蒸之，至第九次止，晒干。当归八两，酒浸晒。枸杞子八两，酒浸晒。菟丝子八两，酒浸生芽，研烂晒。补骨脂四两，以黑脂麻炒香。并忌铁器，石臼为末，炼蜜和丸弹子大，一百五十丸。每日三丸，侵晨温酒下，午时姜汤下，卧时盐汤下。其余并丸梧子大，每日空心酒服一百丸，久服极验。忌见前。积善堂方。

服食滋补《和剂局方》：何首乌丸：专壮筋骨，长精髓，补血气。久服黑须发，坚阳道，令人多子，轻身延年。月计不足，岁计有余。用何首乌三斤，铜刀切片，干者以米泔水浸软切之。牛膝去苗一斤，切。以黑豆一斗，淘净。用木甑铺豆一层，铺药一层，重重铺尽，瓦锅蒸至豆熟。取出去豆曝干，换豆又蒸，如此三次。为末，蒸枣肉，和丸梧子大。每服三五十丸，空心温酒下。忌见前。郑岩山中丞方：只用赤白何首乌各半斤，去粗皮阴干，石臼杵末。每旦无灰酒服二钱。《积善堂方》：用赤白何首乌各半，极大者，八月采，以竹刀削去皮，切片，用米泔水浸一宿，晒干。以壮妇男儿乳汁拌晒三度，候干，木臼舂为末。以密云枣肉和杵，为丸如梧子大。每服二十丸，每十日加十丸，至百丸止，空心温酒、盐汤任下。一方不用人乳。笔峰杂兴方：用何首乌雌雄各半斤，分作四分：一分用当归汁浸，一分生地黄汁浸，一分旱莲汁浸，一分人乳浸。三日取出，各曝干，瓦焙，石臼为末，蒸枣肉，和丸梧子大。每服四十丸，空心百沸汤下。禁忌见前。

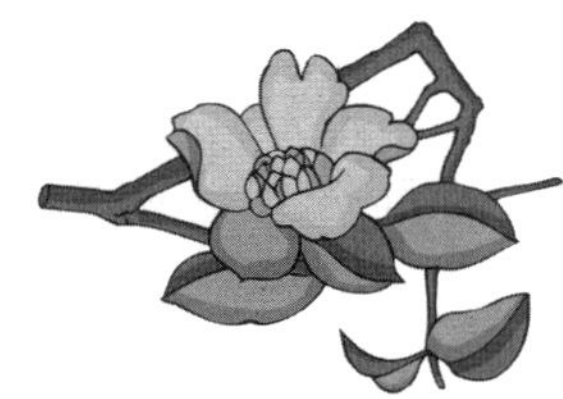

骨软风疾腰膝疼，行步不得，遍身瘙痒。用何首乌大而有花纹者，同牛膝各一斤，以好酒一升，浸七宿，曝干，木臼杵末，枣肉和丸梧子大。每一服三五十丸，空心酒下。《经验方》。

宽筋治损何首乌十斤，生黑豆半

斤，同煎熟，皂荚一斤烧存性，牵牛十两炒取头末，薄荷十两，木香、牛膝各五两，川乌头炮二两，为末，酒糊丸梧子大。每服三十丸，茶汤下。《永类方》。

皮里作痛不问何处。用何首乌末，姜汁调成膏涂之，以帛裹住，火炙鞋底熨之。《经验方》。

自汗不止何首乌末，津调，封脐中。《集简方》。

肠风脏毒下血不止。何首乌二两，为末。食前米饮服二钱。《圣惠方》。

小儿龟背龟尿调红内消，点背上骨节，久久自安。

破伤血出何首乌末，傅之，即止，神效。《笔峰杂兴方》。

瘰疬结核或破或不破，下至胸前者，皆治之。用九真藤，一名赤葛，即何首乌。其叶如杏，其根如鸡卵，亦类疬子。取根洗净，日日生嚼，并取叶捣涂之，数服即止。其药久服，延年黑发，用之神效。《斗门方》。

痈疽毒疮红内消不限多少，瓶中文武火熬煎，临熟入好无灰酒相等，再煎数沸，时时饮之。其滓焙研为末，酒煮面糊丸梧子大。空心温酒下三十丸，疾退宜常服之。即赤何首乌也，建昌产者良。陈自明《外科精要》。

大风疠疾何首乌大而有花文者一斤，米泔浸一七，九蒸九晒，胡麻四两，九蒸九晒，为末。每酒服二钱，日二。《圣惠方》。

疥癣满身不可治者。何首乌、艾叶等分，水煎浓汤洗浴。甚能解痛，生肌肉。王衮《博济方》。

茎、叶

【主治】

风疮疥癣作痒，煎汤洗浴，甚效。(时珍)

黄　藤（《纲目》）

【集解】

〔时珍曰〕黄藤生岭南，状若防己。俚人常服此藤，纵饮食有毒，亦自然不发。席辩刺史云：甚有效。

【气味】。

甘、苦，平，无毒。

【主治】

饮食中毒，利小便，煮汁频服即解。(时珍)

白　英（《本经》上品）

【校正】

并入《别录》鬼目。

【释名】

瑴菜（《本经》）

白草（《别录》）

白幕（《拾遗》）

排风（《同上》）

子名鬼目

〔时珍曰〕白英谓其花色，瑴菜像其叶文，排风言其功用，鬼目像其子形。《别录》有名未用，复出鬼目，虽苗子不同，实一物也。故并之。

【集解】

〔《别录》曰〕白英生益州山谷。春采叶，夏采茎，秋莱花，冬采根。

〔又曰〕鬼目一名来甘。实赤如五味，十月采。

〔弘景曰〕鬼目俗人呼为白草子，是矣。又曰：白英方药不复用。此有斛菜，生水中，可蒸食，非是此类。有白草，作羹饮，甚疗劳，而不用根花。益州乃有苦菜，土人专食之，充健无病，疑或是此。

〔恭曰〕白英，鬼目草也。蔓生，叶似王瓜，小长而五丫。实圆，若龙葵子，生青，熟紫黑。东人谓之白草。陶云白草，似识之，而不的辨。

〔藏器曰〕白英，鬼目菜也。蔓生，三月延长。《尔雅》名苻。郭璞云：似葛，叶有毛，子赤色如耳踏珠。若云子熟黑，误矣。江东夏月取其茎叶，煮粥食，极解热毒。

〔时珍曰〕此俗名排风子是也。正月生苗，白色，可食。秋开小白花。子如龙葵子，熟时紫赤色。吴志云：孙皓时有鬼目菜，绿枣树，长丈余，叶广四寸，厚三分，人皆异之。即此物也。又羊蹄草一名鬼目。岭南有木果亦名鬼目，叶似楮，子大如鸭子，七八月熟，黄色，味酸可食。皆与此同名异物也。

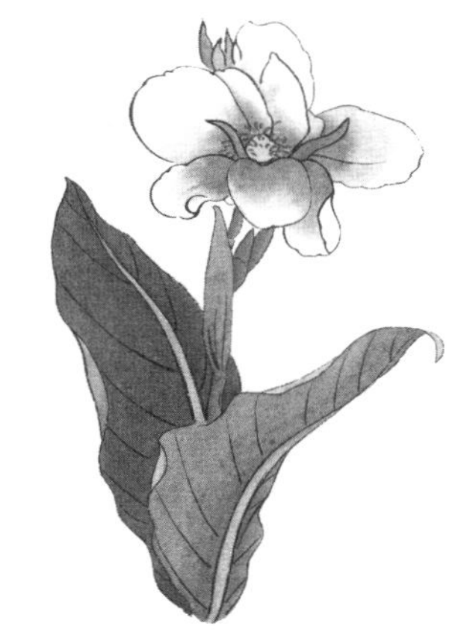

根苗

【气味】

甘，寒，无毒。

【主治】

寒热八疸，消渴，补中益气。久服轻身延年。（《本经》）

叶：作羹饮，甚疗劳。（弘景）

烦热，风疹丹毒，瘴疟寒热，小

儿结热，煮汁饮之。（藏器）

鬼目子也

【气味】

酸，平，无毒。

【主治】

明目。（《别录》）

【附方】 新一。

目赤头旋眼花面肿，风热上攻。用排风子焙、甘草炙、菊花培各一两，为末。每服二钱，卧时温水下。《圣济录》。

千金藤（宋《开宝》）

【校正】

自木部移入此。

【集解】

〔藏器曰〕千金藤有数种，南北名模不同，大略主疗相似，或是皆近于藤也。生北地者，根大如指，色似漆；生南土者，黄赤如细辛。舒、庐间有一种藤似木蓼，又有乌虎藤，绕树生，冬青，亦名千金藤。江西林间有草生叶，头有瘿子，似鹤膝，叶如柳，亦名千金藤。又一种似荷叶，只大如钱许，亦呼为千金藤，又名古藤，主痢及小儿大腹。千金者，以贵为名。岂俱一物，亦状异而名同耶？若取的称，未知孰是？又岭南有陈思岌，亦名千金藤。

【气味】

缺。

【主治】

一切血毒诸气，霍乱中恶，天行虚劳疟瘴，痰嗽不利，痈肿大毒，药石发，癫痫，悉主之。（藏器）

【附录】

陈思岌拾遗

〔藏器曰〕出岭南山野。蔓生如小豆，根及叶辛香。一名石黄香，一名千金藤。其根味辛，平，无毒。解诸药毒热毒，丹毒痈肿，天行壮热，喉痹蛊毒，并煮汁服之。亦磨涂疮肿。

〔珣曰〕味苦，平。浸酒服，治风，补益轻身。

第十九卷　草部（八）

蘋　草（《唐本草》）

【释名】

蘋菜（恭）

蘋荣

【集解】

〔恭曰〕蘋菜所在有之，生水旁。叶圆，似泽泻而小。花青白色。亦堪蒸啖，江南人用蒸鱼食甚美。五六月采茎叶，暴干用。

【气味】

甘，寒，无毒。

【主治】

暴热喘息，小儿丹肿。(恭)

蒲　黄（《本经》上品）

【修治】

〔敩曰〕凡使勿用松黄并黄蒿。其二件全似，只是味跙及吐人。真蒲黄须隔三重纸焙令色黄，蒸半日，却再焙干用之妙。

〔《大明》曰〕破血消肿者，生用之；补血止血者，须炒用。

【气味】

甘，平，无毒。

【主治】

心腹膀胱寒热，利小便，止血，消淤血。久服轻身益气力，延年神仙。（《本经》）

治痢血，鼻衄吐血，尿血泻血，利水道，通经脉，止女子崩中。（甄权）

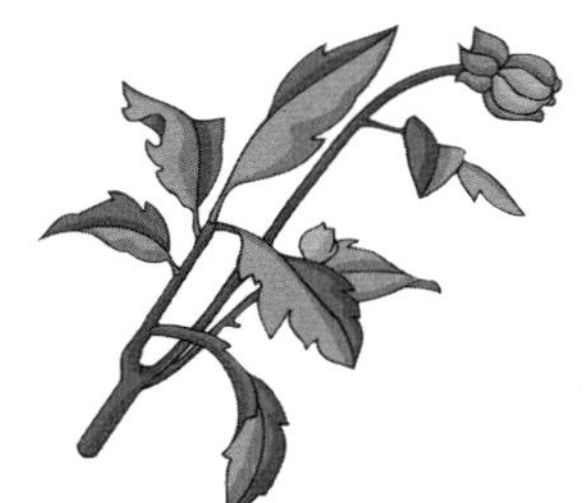

妇人带下，月候不匀，血气心腹痛，妊妇下血坠胎，血晕血症，儿枕急痛，颠扑血闷，排脓，疮疖游风肿

毒，下乳汁，止泄精。(《大明》)

凉血活血，止心腹诸痛。(时珍)

【发明】

〔弘景曰〕蒲黄，即蒲厘花上黄粉也。甚疗血。《仙经》亦用之。

〔宗奭曰〕汴人初得，萝去滓，以水调为膏，擘为块。人多食之，以解心脏虚热，小儿尤嗜之。过月则燥，色味皆淡，须蜜水和。不可多食，令人自利，极能虚人。

〔时珍曰〕蒲黄，手足厥阴血分药也，故能治血治痛。生则能行，熟则能止。与五灵脂同用，能治一切心腹诸痛，详见禽部寒号虫下。按许叔微《本事方》云：有士人妻舌忽胀满口，不能出声。一老叟教以蒲黄频掺，比晓乃愈。又《芝隐方》云：宋度宗欲赏花，一夜忽舌肿满口。蔡御医用蒲黄、干姜末等分，干搽而愈。据此二说，则蒲黄之凉血活血可证矣。盖舌乃心之外候，而手厥阴相火乃心之臣使，得干姜是阴阳相济也。

【附方】旧十四，新十一。

舌胀满口方见上。

重舌生疮蒲黄末傅之。不过三上瘥。《千金方》。

肺热衄血蒲黄、青黛各一钱，新汲水服之。或去青黛，入油发灰等分，生地黄汁调下。《简便单方》。

吐血唾血蒲黄末二两，每日温酒或冷水服三钱妙。《简要济众方》。

幼儿吐血蒲黄末，每服半钱，生地黄汁调下，量儿大小加减。或入发灰等分。同上。

小便出血方同上。

小便转胞以布包蒲黄裹腰肾，令头致地，数次取通。《肘后方》。

金疮出血闷绝。蒲黄半两，热酒灌下。(危氏方)。

淤血内漏蒲黄末二两，每服方寸匕，水调下，服尽止。《肘后方》。

肠痔出血蒲黄末方寸匕，水服之，日三服。《肘后方》。

鼠奶痔疮蒲黄末，空心温酒服方寸匕，日三。《塞上方》。

脱肛不收蒲黄和猪脂傅，日三五度。《子母秘录》。

胎动欲产日月未足者。蒲黄二钱，井华水服。同上。

产妇催生蒲黄、地龙洗焙、陈橘皮等分，为末，另收。临时各抄一钱，新汲水调服，立产。此常亲用甚妙。(唐慎微方)。

胞衣不下蒲黄二钱，井水服之。《集验方》。

产后下血羸瘦迨死。蒲黄二两，水二升，煎八合，顿服。《产宝方》。

产后血淤蒲黄三两，水三升，煎一升，顿服。《梅师方》。

儿枕血瘕蒲黄三钱，米饮服。

《产宝》。

产后烦闷蒲黄方寸匕，东流水服，极良。《产宝》。

坠伤扑损淤血在内。烦闷者。蒲黄末，空心温酒服三钱。《塞上方》。

关节疼痛蒲黄八两，熟附子一两，为末。每服一钱，凉水下，日一。《肘后方》。

阴下湿痒蒲黄末，傅三四度瘥。《千金方》。

聤耳出脓蒲黄末掺之。《圣惠》。

口耳大衄蒲黄、阿胶炙各半两。每用二钱，水一盏，生地黄汁一合，煎至六分，温服。急以帛系两乳，止及已。《圣惠方》。

耳中出血蒲黄炒黑研末，掺入。《简便方》。

滓

〔《大明》曰〕蒲黄中筛出赤滓，名曰蒲萼也。

【主治】

炒用涩肠，止泻血、血痢妙。大明

水 藻（《纲目》）

【释名】

〔时珍曰〕藻乃水草之有文者，洁净如澡浴，故谓之藻。

【集解】

〔颂曰〕藻生水中，处处有之。《周南》诗云：于以采藻，于沼于沚，于彼行潦，是也。陆玑注云：藻生水底，有二种：一种叶如鸡苏，茎如箸，长四五尺；一种叶如蓬蒿，茎如钗股，谓之聚藻。二藻皆可食，煮熟挼去腥气，米面糁蒸为茹，甚滑美。荆扬人饥荒以当谷食。

〔藏器曰〕马藻生水中，如马齿相连。

〔时珍曰〕藻有二种，水中甚多。水藻，叶长二三寸，两两对生，即马藻也；聚藻，叶细如丝及鱼鳃状，节节连生，即水蕴也，俗名鳃草，又名牛尾蕴，是矣。《尔雅》云：莙，牛藻也。郭璞注云，细叶蓬茸，如丝可爱，一节长数寸，长者二三十节，即蕴也。二藻皆可食，入药藻为胜。左传云，蕨蘩蕴藻之菜，即此。

【气味】

甘，大寒，滑，无毒。

【主治】

去暴热热痢，止渴。捣汁服之。小儿赤白游疹，火焱热疮，捣烂封之。（藏器）

【发明】

〔思邈曰〕凡天下极冷，无过藻

菜。但有患热毒肿并丹毒者，取渠中藻菜切捣傅之，厚三分；干即易，其效无比。

海　藻（《本经》中品）

【释名】

薚（音单，出《尔雅》，《别录》作藫）

落首（《本经》）

海萝（《尔雅注》）

【集解】

〔《别录》曰〕海藻生东海池泽，七月七日采，暴干。

〔弘景曰〕生海岛上，黑色如乱发而大少许，叶大都似藻叶。

〔藏器曰〕此有二种：马尾藻生浅水中，如短马尾细，黑色，用之当浸去咸味；大味藻生深海中及新萝，叶如水藻而大。海人以绳系腰，没水取之。五月以后，有大鱼伤人，不可取也。《尔雅》云：纶似纶，组似组，东海有之，正为二藻也。

〔颂曰〕此即水藻生于海中者，今登、莱诸州有之。陶隐居引《尔雅》纶、组注昆布，谓昆布似组，青苔、紫菜似纶；而陈藏器以纶、组为二藻。陶说似近之。

〔时珍曰〕海藻近海诸地采取，亦作海菜，乃立名目，货之四方云。

【修治】

〔斅曰〕凡使须用生乌豆，并紫背天葵，三件同蒸伏时，日干用。

〔时珍曰〕近人但洗净咸味，焙干用。

【气味】

苦，咸，寒，无毒。

〔权曰〕咸，有小毒。

〔子才曰〕反甘草。

〔时珍曰〕按东垣李氏治瘰疬马刀，散肿溃坚汤，海藻、甘草两用之。盖以坚积之病，非平和之药所能取捷，必令反夺以成其功也。

【主治】

瘿瘤结气，散颈下硬核痛，痈肿症瘕坚气，腹中上下雷鸣，下十二水肿。《本经》

疗皮间积聚暴㿉，瘤气结热，利小便。（《别录》）

辟百邪鬼魅，治气急心下满，疝气下坠，疼痛卵肿，去腹中幽幽作声。（甄权）

治奔豚气脚气，水气浮肿，宿食不消。五膈痰壅。（李珣）

【发明】

〔元素曰〕海藻气味俱厚，纯阴，沉也。治瘿瘤马刀诸疮，坚而不溃者。《经》云：咸能软坚。营气不从，外为浮肿。随各引经药治之，肿无不消。

〔成无己曰〕咸味涌泄。故海藻

之咸，以泄水气也。

〔诜曰〕海藻起男子阴，消男子㿗疾，宜常食之。南方人多食，北方人效之，倍生诸疾，更不宜矣。

〔时珍曰〕海藻咸能润下，寒能泄热引水，故能消瘿瘤结核阴㿗之坚聚，而除浮肿脚气留饮痰气之湿热，使邪气自小便出也。

【附方】旧二，新二。

海藻酒治瘿气。用海藻一斤，绢袋盛之，以清酒二升浸之，春夏二日，秋冬三日。每服两合，日三。酒尽再作。其滓曝干为末，每服方寸匕，日三服。不过两剂即瘥。《肘后方》。

瘿气初起海藻一两，黄连二两，为末。时时舐咽。先断一切厚味。《丹溪方》。

项下瘰疬如梅李状。宜连服前方海藻酒消之。肘后方。

蛇盘瘰疬头项交接者。海藻菜以荞面炒过，白僵蚕炒，等分为末，以白梅泡汤和丸梧子大。每服六十丸，米饮下，必泄出毒气。《危氏得效方》。

石　帆（《日华》）

【集解】

〔弘景曰〕石帆状如柏，水松状如松。

〔藏器曰〕石帆生海底，高尺余。根如漆色，至梢上渐软，作交萝纹。

〔《大明》曰〕石帆紫色，梗大者如筋，见风渐硬，色如漆，人以饰作珊瑚装。

〔颂曰〕左思《吴都赋》：草则石帆、水松。刘渊林注云：石帆生海屿石上，草类也。无叶，高尺许，其花离楼相贯连。若死则浮水中，人于海边得之，稀有见其生者。

【气味】

甜、咸，平，无毒。

【主治】

石淋。（弘景）

煮汁服，主妇人血结月闭。（藏器）

泽　泻（《本经》上品）

【释名】

水泻（《本经》）

鹄泻（《本经》）

及泻（《别录》）

蕍（《音俞》）

芒芋（《本经》）

禹孙

〔时珍曰〕去水曰泻，如泽水之泻也。禹能治水，故曰禹孙。余未详。

【集解】

〔《别录》曰〕泽泻生汝南池泽。五月采叶，八月采根，九月采实，阴干。

〔弘景曰〕汝南郡属豫州。今近道亦有，不堪用。惟用汉中、南郑、青州、代州者。形大而长，尾间必有两歧为好。此物易朽蠹，常须密藏之。丛生浅水中，叶狭而长。

〔恭曰〕今汝南不复采，惟以泾州、华州者为善。

〔颂曰〕今山东、河、陕、江、淮亦有之，汉中者为佳。春生苗，多在浅水中。叶似牛舌，独茎而长。秋时开白花，作丛似谷精草。秋末采根，暴干。

根

【修治】

〔敩曰〕不计多少，细锉，酒浸一宿，取出暴干，任用。

【气味】

甘，寒，无毒。

〔《别录》曰〕咸。

〔权曰〕苦。

〔元素曰〕甘，平。沉而降，阴也。

〔杲曰〕甘、咸，寒，降，阴也。

〔好古曰〕阴中微阳。入足太阳、少阴经。

〔扁鹊曰〕多服，病人眼。

〔之才曰〕畏海蛤、文蛤。

【主治】

风寒湿痹，乳难，养五脏，益气力，肥健，消水。久服，耳目聪明，不饥延年，轻身面生光，能行水上。(《本经》)

补虚损五劳，除五脏痞满，起阴气，止泄精消渴淋沥，逐膀胱三焦停水。(《别录》)

主肾虚精自出，治五淋，利膀胱热，宣通水道。(甄权)

主头旋耳虚鸣，筋骨挛缩，通小肠，止尿血，主难产，补女人血海，令人有子。(《大明》)

入肾经，去旧水，养新水，利小便，消肿胀，渗泄止渴。(元素)

去脬中留垢，心下水痞。(李杲)

渗湿热，行痰饮，止呕吐泻痢，疝痛脚气。(时珍)

【发明】

〔颂曰〕《素问》治酒风身热汗出，用泽泻、术；《深师方》治支饮，亦用泽泻、术，但煮法小别尔。张仲景治杂病，心下有支饮苦冒，有泽泻汤，治伤寒有大小泽泻汤、五苓散辈，皆用泽泻，行利停水，为最要药。

〔元素曰〕泽泻乃除湿之圣药，入肾经，治小便淋沥，去阴间汗。无此疾服之，令人目盲。

〔宗奭曰〕泽泻之功，长于行水。张仲景治水蓄渴烦，小便不利，或吐或泻，五苓散主之，方用泽泻，故知其长于行水。本草引扁鹊云多服病人眼。诚为行去其水也。凡服泽泻散人，未有不小便多者。小便既多，肾气焉得复实？今人止泄精，多不敢用之。仲景八味丸用之者，亦不过引接桂、附等，归就肾经，别无他意。

〔好古曰〕《本经》云久服明目，扁鹊云多服昏目，何也？易老云：去脬中留垢，以其味咸能泻伏水故也。泻伏水，去留垢，故明目；小便利，肾气虚，故昏目。

〔王履曰〕寇宗奭之说，王好古韪之。窃谓八味丸以地黄为君，余药佐之，非止补血，兼补气也，所谓阳旺则能生阴血也。地黄、山茱萸、茯苓、牡丹皮皆肾经之药，附子、官桂乃右肾命门之药，皆不待泽泻之接引而后至也。则八味丸之用此，盖取其泻肾邪，养五脏，益气力，起阴气，补虚损五劳之功而已。虽能泻肾，从于诸补药群众之中，则亦不能泻矣。

〔时珍曰〕泽泻气平，味甘而淡。淡能渗泄，气味俱薄，所以利水而泄下。脾胃有湿热，则头重而目昏耳鸣。泽泻渗去其湿，则热亦随去，而土气得令，清气上行，天气明爽，故泽泻有养五脏、益气力、治头旋、聪明耳目之功。若久服，则降令太过，清气不升，真阴潜耗，安得不目昏耶？仲景地黄丸用茯苓、泽泻者，乃取其泻膀胱之邪气，非引接也。古人用补药必兼泻邪，邪去则补药得力，一辟一阖，此乃玄妙。后世不知此理，专一于补，所以久服必致偏胜之害也。

【正误】

〔弘景曰〕《仙经》服食断谷皆用之。亦云身轻，能步行水上。

〔颂曰〕仙方亦单服泽泻一物，捣筛取末，水调，日分服六两，百日体轻而健行。

〔时珍曰〕神农书列泽泻于上品，复云久服轻身，面生光，能行水上。《典术》云：泽泻久服，令人身轻，日行五百里，走水上。一名泽芝。陶、苏皆以为信然。愚窃疑之。泽泻行水泻肾，久服且不可，又安有此神功耶？其谬可知。

【附方】旧三，新四。

酒风汗出方见麋衔下。

水湿肿胀白术、泽泻各一两，为末，或为丸。每服三钱，茯苓汤下。《保命集》。

冒暑霍乱小便不利，头晕引饮。三白散：用泽泻、白术、白茯苓各三钱，水一盏，姜五片，灯心十茎，煎八分，温服。《局方》。

支饮苦冒仲景泽泻汤：用泽泻五两，白术二两，水二升，煮一升，分二服。《深师方》：先以水二升煮二物，取一升，又以水一升，煮泽泻取五合，合此二汁分再服。病甚欲眩者，服之必瘥。

肾脏风疮泽泻，皂荚水煮烂，焙研，炼蜜丸如梧子大。空心温酒下十五丸至二十丸。《经验方》。

疟后怪症口鼻中气出，盘旋不散，凝如黑盖色，过十日渐至肩胸，与肉相连，坚胜金石，无由饮食。煎泽泻汤，日饮三盏，连服五日愈。《夏子益奇疾方》。

叶

【气味】

咸，平，无毒。

【主治】

大风，乳汁不出，产难，强阴气。久服轻身。（《别录》）

壮水脏，通血脉。（《大明》）

实

【气味】

甘，平，无毒。

【主治】

风痹消渴，益肾气，强阴，补不足，除邪湿。久服面生光，令人无子。（《别录》）

【发明】

〔时珍曰〕《别录》言泽泻叶及实，强阴气，久服令人无子；而日华子言泽泻催生，补女人血海，令人有子，似有不同。既云强阴，何以令人无子？既能催生，何以令人有子？盖泽泻同补药，能逐下焦湿热邪垢，邪气既去，阴强海净，谓之有子可也；若久服则肾气大泄，血海反寒，谓之无子可也。所以读书不可执一。

【附录】

酸恶

〔《别录》有名未用曰〕主恶疮，去白虫。生水旁，状如泽泻。

第二十卷　草部（九）

石　斛（《本经》上品）

【释名】

石蓫（《别录》）

金钗（《纲目》）

禁生（《别录》）

林兰（《本经》）

杜兰（《别录》）

〔时珍曰〕石斛名义未详。其茎状如金钗之股，故古有金钗石斛之称。今蜀人栽之，呼为金钗花。盛弘之《荆州记》云，耒阳龙石山多石斛，精好如金钗，是矣。林兰、杜兰，与木部木兰同名，恐误。

【集解】

〔《别录》曰〕石斛生六安山谷水旁石上。七月、八月采茎，阴干。

〔弘景曰〕今用石斛，出始兴。生石上，细实，以桑灰汤沃之，色如金，形如蚱蜢髀者佳。近道亦有，次于宣城者。其生栎木上者，名木斛。其茎至虚，长大而色浅。不入丸散，惟可为酒渍煮之用。俗方最以补虚，疗脚膝。

〔恭曰〕今荆襄及汉中、江左又有二种：一种似大麦，累累相连，头生一叶，而性冷，名麦斛；一种茎大如雀髀，叶在茎头，名雀髀斛。其他斛如竹，而节间生叶也。作干石斛法：以酒洗蒸暴成，不用灰汤。或言生者渍酒，胜于干者。

〔颂曰〕今荆州、光州、寿州、庐州、江州、温州、台州亦有之，以广南者为佳。多在山谷中。五月生苗，茎似小竹节，节间出碎叶。七月开花，十月结实。其根细长，黄色。惟生石上者为胜。

〔宗奭曰〕石斛细若小草，长三四寸，柔韧，折之如肉而实。今人多以木斛混之，亦不能明。木斛中虚如禾草，长尺余，但色深黄光泽耳。

〔时珍曰〕石斛丛生石上。其根纠结甚繁，干则白软。其茎叶生皆青色，干则黄色。开红花。节上自生根须。人亦折下，以砂石栽之，或以物盛挂屋下，频浇以水，经年不死，俗称为千年润。石斛短而中实，木斛长而中虚，其易分别。处处有之，以蜀中者为胜。

【修治】

〔敩曰〕凡使，去根头，用酒浸一宿，暴干，以酥拌蒸之，从巳至酉，徐徐焙干，用入补药乃效。

【气味】

甘，平，无毒。

〔普曰〕神农：甘，平。扁鹊：酸。李当之：寒。

〔时珍曰〕甘、淡、微咸。

〔之才曰〕陆英为之使，恶凝水石、巴豆，畏雷丸、僵蚕。

【主治】

伤中，除痹下气，补五脏虚劳羸瘦，强阴益精。久服，厚肠胃。(《本经》)

补内绝不足，平胃气，长肌肉，逐皮肤邪热痱气，脚膝疼冷痹弱，定志除惊。轻身延年。(《别录》)

益气除热，治男子腰脚软弱，健阳，逐皮肌风痹，骨中久冷，补肾益力。(权)

壮筋骨，暖水脏，益智清气。(日华)

治发热自汗，痈疽排脓内塞。(时珍)

【发明】

〔敩曰〕石斛镇涎，涩丈夫元气。酒浸酥蒸，服满一镒，永不骨痛也。

〔宗奭曰〕石斛治胃中虚热有功。

〔时珍曰〕石斛气平，味甘、淡、微咸，阴中之阳，降也。乃足太阴脾、足少阴右肾之药。深师云：囊湿精少，小便余沥者，宜加之。一法：每以二钱入生姜一片，水煎代茶饮，甚清肺补脾也。

【附方】新二。

睫毛倒入川石斛、川芎䓖等分，为末。口内含水，随左右㗜鼻，日二次。《袖珍方》。

飞虫入耳石斛数条，去根如筒子，一边纴入耳中，四畔以蜡封闭，用火烧石斛，尽则止。熏右耳，则虫从左出。未出更作。《圣济方》。

金星草（宋《嘉祐》）

【释名】

金钏草（《图经》）

凤尾草（《纲目》）

七星草

〔时珍曰〕即石韦之有金星者。《图经》重出七星草，并入。

【集解】

〔禹锡曰〕金星草，西南州郡多有之，以戎州者为上。喜生背阴石上净处，及竹箐中少日色处，或生大木下，及背阴古瓦屋上。初出深绿色，叶长一二尺，至深冬背生黄星点子，两两相对，色如金，因得金星之名。无花实，凌冬不雕。其根盘屈如竹根而细，折之有筋，如猪马鬃。五月和根采之，风干用。

〔颂曰〕七星草生江州山谷石上。叶如柳而长，作蔓延，长二三尺。其叶坚硬，背上有黄点如七星。采无时。

【气味】

苦，寒，无毒。

〔颂曰〕微酸。

〔崔昉曰〕制三黄、砂、汞、矾石。

【主治】

发背痈疮结核，解硫黄丹石毒，连根半斤，酒五升，银器煎服，先服石药悉下。亦可作末。冷水服方寸匕。涂疮肿，殊效。根浸油涂头，大生毛发。(嘉祐)

乌髭发。(颂)

解热，通五淋，凉血。(时珍)

【发明】

〔颂曰〕但是疮毒，皆可服之。然性至冷，服后下利，须补治乃平复。老年不可辄服。

〔宗奭曰〕丹石毒发于背，及一切痈肿。以其根叶二钱半，酒一大盏，煎服，取下黑汁。不惟下所服石药，兼毒去疮愈也。如不饮酒，则为末，以新汲水服，以知为度。

〔时珍曰〕此药大抵治金石发毒者。若忧郁气血凝滞而发毒者，非所宜也。

【附方】旧一，新二。

五毒发背金星草和根净洗，慢火焙干。每四两入生甘草一钱，捣末，分作四服。每服用酒一升，煎二三沸，更以温酒三二升相和，入瓶器内封固，时时饮之。忌生冷油肥毒物。《经验方》。

热毒下血金星草、陈干姜各三两，为末。每服一钱，新汲水下。《本事方》。

脚膝烂疮金星草背上星，刮下傅之，即干。《集简方》。

仙人草（《拾遗》）

【集解】

〔藏器曰〕生阶庭间，高二三寸，叶细有雁齿，似离鬲草。北地不生。

【气味】

缺。

【主治】

小儿酢疮，头小而硬者，煮汤浴，并捣傅。丹毒入腹者必危。可饮冷药。及用此洗之。又挼汁滴目。明目去翳。(藏器)

仙人掌草（宋《图经》）

【集解】

〔颂曰〕生合州、筠州，多于石

上贴壁而生。如人掌形，故以名之。叶细而长，春生，至冬犹有。四时采之。

【气味】

微苦，涩，寒，无毒。

【主治】

肠痔泻血，与甘草浸酒服。（苏颂）

焙末油调，掺小儿白秃疮。（时珍）

白龙须（《纲目》）

【集解】

〔时珍曰〕刘松石《保寿堂方》云：白龙须生近水旁有石处，寄生搜风树节，乃树之余精也。细如棕丝，直起无枝叶，最难得真者。一种万缠草，生于白线树根，细丝相类，但有枝茎，稍粗为异。误用不效。愚案所云二树名皆隐语，无从考证。

【气味】

缺。

平，无毒。

【主治】

男子、妇人风湿腰腿疼痛，左瘫右痪，口目㖞斜，及产后气血流散，胫骨痛，头目昏暗，腰腿痛不可忍，并宜之。惟虚劳瘫痿不可服。研末，每服一钱，气弱者七分，无灰酒下。密室随左右贴床卧，待汗出自干。勿多盖被，三日勿下床见风。一方：得疾浅者，用末三钱，瓷瓶煮酒一壶。每日先服桔梗汤少顷，饮酒二盏。早一服。晚一服。（《保寿堂方》）

【发明】

〔时珍曰〕《保寿方》云：成化十二年，卢玄真道士六十七岁，六月偶得瘫痪，服白花蛇丸，牙齿尽落。三年扶病入山，得此方，服百日，复旧，寿至百岁乃卒。凡男妇风湿腰腿痛，先服小续命汤及渗湿汤后，乃服此。凡女人产后腰腿肿痛，先服四物汤二服，次日服此。若瘫痪年久，痰老气微者，服前药出汗，三日之后，则日服龙须末一分，好酒下。隔一日服二分，又隔一日服三分，又隔一日服四分，又隔一日服五分。又隔一日，复从一分起，如前法，周而复始。至月余，其病渐愈。谓之升阳降气，调髓蒸骨，追风逐邪，排血安神。忌房事鱼鹅鸡羊韭蒜虾蟹，及寒冷动风之物。又不可过饮酒及面食，只宜米粥蔬菜。

【附方】新一。

诸风瘫痪筋骨不收。用白龙须根皮一两，闹羊花即老虎花七分，好烧酒三斤，封固，煮一炷香，埋土中一夜。能饮者三杯，不能饮者一杯，卧时服。服至三五杯，见效。但知痛者可治。坦仙《皆效方》。

第二十一卷 草部（十）

井中苔及萍蓝（《别录》中品）

【集解】

〔弘景曰〕废井中多生苔萍，及砖土间多生杂草菜。蓝既解毒，在井中者尤佳，非别一物也。

【气味】

甘，大寒，无毒。

【主治】

漆疮热疮水肿。井中蓝：杀野葛、巴豆诸毒。（《别录》）

疗汤火灼疮。（弘景）

土马鬃（宋《嘉祐》）

【集解】

〔禹锡曰〕所有背阴古墙垣上有之。岁多雨则茂盛。或以为垣衣，非也。垣衣生垣墙之侧。比生垣墙之上，比垣衣更长，故谓之马鬃，苔之类也。

〔时珍曰〕垣衣乃砖墙上苔衣，此乃土墙上乌非也。

【气味】

甘、酸，寒，无毒。

【主治】

骨热败烦，热毒壅衄鼻。（嘉祐）

沐发令长黑，通大小便。（时珍）

【附方】新五。

九窍出血墙头苔挼塞之。《海上方》。

鼻衄不止寸金散：用墙上土马鬃二钱半，石州黄药子五钱，为末。新水服二钱，再服立止。《卫生宝鉴》。

二便不通土马鬃水淘净，瓦焙过，切。每服二钱，水一盏，煎服。《普济》。

耳上湿疮土马鬃、井中苔等分，为末。灯盏内油和，涂之。《圣济录》。

少年发白土马鬃、石马鬃、五倍子、半夏各一两，生姜二两，胡桃十个，胆矾半两为末，捣作一块。每以绢袋盛一弹子，用热酒入少许，浸汁洗发。一月神效。《圣济录》。

石　蕊（《拾遗》）

【校正】

并入有名未用别录石濡。

【释名】

石濡（《别录》）

石芥同云茶（《纲目》）

蒙顶茶

〔时珍曰〕其状如花蕊，其味如茶，故名。石芥乃茶字之误。

【集解】

〔藏器曰〕石蕊生太山石上，如花蕊，为丸散服之。今时无复有此也。王隐《晋书》：庾褒入林虑山，食木实，饵石蕊，遂得长年。即此也。又曰：石濡生石之阴，如屋游、垣衣之类，得雨即展，故名石濡。早春青翠，端开四叶。山人名石芥。

〔时珍曰〕《别录》石濡，具其功用，不言形状。陈藏器言是屋游之类，复出石蕊一条，功同石濡。盖不知其即一物也。此物惟诸高山石上者为良。今人谓之蒙顶茶，生兖州蒙山石上，乃烟雾熏染，日久结成，盖苔衣类也。彼人春初刮取曝干馈人，谓之云茶。其状白色轻薄如此蕊，其气香如蕈，其味甘涩如茗。不可煎饮，止宜咀嚼及浸汤啜，清凉有味。庾褒入山饵此，以代茗而已。长年之道，未必尽绿此物也。

【气味】

甘，温，无毒。

〔时珍曰〕甘、涩，凉。

【主治】

石濡：明目益精气。令人不饥渴，轻身延年。（《别录》）

石蕊：主长年不饥。（藏器）

生津润咽，解热化痰。（时珍）

石　松（《拾遗》）

【集解】

〔藏器曰〕生天台山石上。似松，高一二尺。山人取根茎用。

〔时珍曰〕此即玉柏之长者也。名山皆有之。

【气味】

苦、辛，温，无毒。

【主治】

久患风痹，脚膝疼冷，皮肤不仁，气力衰弱。久服去风血风瘙，好颜色，变白不老。浸酒饮，良。（藏器）

桑 花（《日华》）

【释名】

桑藓（《纲目》）

桑钱

【集解】

〔《大明》曰〕生桑树上白藓，如地钱花样。刀刮取炒用。不是桑椹花也。

【气味】

苦，暖，无毒。

【主治】

健脾涩肠，止鼻洪吐血，肠风，崩中带下。（《大明》）

治热咳。（时珍）

【附方】新一。

大便后血桑树上白藓花，水煎服，或末服，亦止吐血。《圣惠方》。

【附录】

艾纳

〔时珍曰〕艾纳生老松树上绿苔衣也。一名松衣。和合诸香烧之，烟清而聚不散。别有艾纳香，与此不同。又岭南海岛中，槟榔木上有苔，如松之艾纳。单爇极臭，用合泥香，则能发香，如甲香也。《霏雪录》云：金华山中多树衣，僧家以为蔬，味极美。

玉 柏（《别录》有名未用）

【释名】

玉遂（《别录》）

〔藏器曰〕旧作玉伯，乃传写之误。

【集解】

〔《别录》曰〕生石上，如松，高五六寸，紫花。用茎叶。

〔时珍曰〕此即石松之小得也。人皆采置盆中养，数年不死，呼为千年柏、万年松。

【气味】

酸，温，无毒。

【主治】

轻身，益气，止渴。（《别录》）

干 苔（《食疗》）

【集解】

〔藏器曰〕干苔，海族之流也。

〔时珍曰〕此海苔也。彼人干之为脯。海水咸，故与陟厘不同。张华《博物志》云：石发生海中者，长尺余，大小如韭叶，以肉杂蒸食极美。张勃《吴录》云：江蓠生海水中，正青似乱发，乃海苔之类也。苏恭以此为水苔者，不同。水苔不甚咸。

【气味】

咸，寒，无毒。

〔大明曰〕温。

〔弘景曰〕柔苔寒，干苔热。

〔诜曰〕苔脯食多，发疮疥，令人痿黄少血色。

〔瑞曰〕有饮嗽人不可食。

【主治】

瘿瘤结气。（弘景）

治痔杀虫，及霍乱呕吐不止，煮汁服。（孟诜）

心腹烦闷者，冷水研如泥，饮之即止。（藏器）

下一切丹石，杀诸药毒。纳木孔中。杀蠹。《日华》

消茶积。瑞烧末吹鼻，止衄血。汤浸捣，傅手背肿痛。（时珍）

【发明】

〔时珍曰〕洪氏《夷坚志》云：河南一寺僧尽患瘿疾。有洛阳僧共寮，每食取苔脯同餐。经数月，僧项赘皆消。乃知海物皆能除是疾也。

第二十二卷　谷部（一）

大　麦（《别录》中品）

【释名】

牟麦

〔时珍曰〕麦之苗粒皆大于来，故得大名。牟亦大也。通作麰。

【集解】

〔弘景曰〕今稞麦一名牟麦，似穬麦，惟皮薄尔。

〔恭曰〕大麦出关中，即青稞麦，形似小麦而大，皮厚，故谓大麦，不似穬麦也。

〔颂曰〕大麦今南北皆能种莳。穬麦有二种：一种类小麦而大，一种类大麦而大。

〔藏器曰〕大、穬二麦，前后两出。盖穬麦是连皮者，大麦是麦米，但分有壳、无壳也。苏以青稞为大麦，非矣。青稞似大麦，天生皮肉相离，秦陇巴西种之。今人将当大麦米粜之，不能分也。

〔陈承曰〕小麦，今人以磨面日用者为之。大麦，今人以粒皮似稻者为之，作饭滑，饲马良。穬麦，今人以似小麦而大粒，色青黄，作面脆硬，食多胀人，汴洛、河北之间又呼为黄稞。关中一种青稞，比近道者粒微小，色微青，专以饲马，未见入药用。然大、穬二麦，其名差互。今之穬麦似小麦而大者，当谓之大麦；今之大麦不似小麦而矿脆者，当谓之穬麦。不可不审。

〔时珍曰〕大、穬二麦，注者不一。按《吴普本草》：大麦一名穬麦，五谷之长也。王祯《农书》云：青稞有大小二种，似大小麦，而粒大皮薄，多面无麸，西人种之，不过与大小麦异名而已。郭义恭《广志》云：大麦有黑穬麦。有稞麦，出凉州，似大麦，有赤麦，赤色而肥。据此则穬麦是大麦中一种皮厚而青色者也。大抵是一类异种，如粟、粳之种近百，总是一类，但方土有不同尔。故二麦主治不甚相远。大麦亦有粘者，名糯麦，可以酿酒。

【气味】

咸，温、微寒，无毒。为五谷长，令人多热。

〔诜曰〕暴食似脚弱，为下气故也。久服宜人。熟则有益，带生则冷而损人。石蜜为之使。

【主治】

消渴除热，益气调中。(《别录》)

补虚劣，壮血脉，益颜色，实五脏，化谷食，止泄，不动风气。久食，令人肥白，滑肌肤。为面，胜于小麦，无躁热。(士良)

面：平胃止渴，消食疗胀满。(苏恭)

久食，头发不白。和针砂、没石子等，染发黑色。(孟诜)

宽脚下气，凉血，消积进食。(时珍)

【发明】

〔宗奭曰〕大麦性平凉滑腻。有人患缠喉风，食不能下。用此面作稀糊，令咽以助胃气而平。三伏中，朝廷作麨，以赐臣下。

〔震亨曰〕大麦初熟，人多炒食。此物有火，能生热病，人不知也。

〔时珍曰〕大麦作饭食，响而有益。煮粥甚滑。磨面作酱甚甘美。

【附方】旧四，新六。

食饱烦胀但欲卧者。大麦面熬微香，每白汤服方寸匕，佳。《肘后方》。

膜外水气大麦面、甘遂末各半两，水和作饼，炙熟食，取利。《总录》。

小儿伤乳腹胀烦闷欲睡。大麦面生用，水调一钱服。白面微炒亦可。《保幼大全》。

蠼螋尿疮大麦嚼傅之，日三上。《伤寒类要》。

肿毒已破青大麦去须，炒暴花为末，傅之。成靥，揭去又傅。数次即愈。

麦芒入目大麦煮汁洗之，即出。(孙真人方)。

汤火伤灼大麦炒黑，研末，细调搽之。

被伤肠出以大麦粥汁洗肠推入，但饮火糜，百日乃可。《千金》。

卒患淋痛大麦三两煎汤，入姜汁、蜂蜜，代茶饮。《圣惠方》。

麦蘖见蘖米下。

苗

【主治】

诸黄，利小便，杵汁日日服。(《类要》)

冬月面目手足皴瘃。煮汁洗之。(时珍)

【附方】新一。

小便不通陈大麦秸，煎浓汁，频服。《简便方》。

大麦奴

【主治】

解热疾，消药毒。（藏器）

荞　麦（宋《嘉祐》）

【释名】

荍麦（音翘）

乌麦（吴瑞）

花荞

〔时珍曰〕荞麦之茎弱而翘然，易长易收，磨面如麦，故曰荞曰荍，而与麦同名也。俗亦呼为甜荞，以别苦荞。杨慎《丹铅录》，指乌麦为燕麦，盖未读《日用本草》也。

【集解】

〔炳曰〕荞麦作饭，须蒸使气馏，烈日暴令开口，舂取米仁作之。

〔时珍曰〕荞麦南北皆有。立秋前后下种，八九月收刈，性最畏霜。苗高一二尺，赤茎绿叶，如乌桕树叶。开小白花，繁密粲粲然。结实累累如羊蹄，实有三棱，老则乌黑色。王祯《农书》云：北方多种。磨而为面，作煎饼，配蒜食。或作汤饼，谓之河漏，以供常食，滑细如粉，亚于麦面。南方一种，但作粉饵食，乃农家居冬谷也。

【气味】

甘，平，寒，无毒。

〔思邈曰〕酸，微寒。食之难消。久食动风，令人头眩。作面和猪、羊肉热食，不过八九顿，即患热风，须眉脱落，还生亦希。泾、邠以北，多此疾。又不可合黄鱼食。

【主治】

实肠胃，益气力，续精神，能炼五脏滓秽。（孟诜）

作饭食，压丹石毒，甚良。（萧炳）

以醋调粉，涂小儿丹毒赤肿热疮。（吴瑞）

降气宽肠，磨积滞，消热肿风痛，除白浊白带，脾积泄泻。以沙糖水调炒面二钱服，治痢疾。炒焦，热水冲服，治绞肠沙痛。（时珍）

【发明】

〔颖曰〕《本草》言荞麦能炼五脏滓秽。俗言一年沉积在肠胃者，食之亦消去也。

〔时珍曰〕荞麦最降气宽肠，故能炼肠胃滓滞，而治浊带泄痢腹痛上气之疾，气盛有湿热者宜之。若脾胃虚寒人食之，则大脱元气而落须眉，非所宜矣。孟诜云：益气力者，殆未然也。按杨起《简便方》云：肚腹微微作痛，出即泻，泻亦不多，日夜数行者。用荞麦面一味作饭，连食三四次即愈。予壮年患此两月，瘦怯尤甚。用消食化气药俱不效，一僧授此而愈，转用皆效，此可征其炼积滞之功矣。《普济》治小儿天吊及历节风方中亦用之。

【附方】新十六。

咳嗽上气荞麦粉四两，茶末二钱，生蜜二两，水一碗，顺手搅千下。饮之，良久下气不止，即愈。《儒门事亲》。

十水肿喘生大戟一钱，荞麦面二钱，水和作饼，炙熟为末。空心茶服，以大小便利为度。《圣惠》。

男子白浊魏元君济生丹：用荍麦炒焦为末，鸡子白和，丸梧子大。每服五十丸，盐汤下，日三服。

赤白带下方同上。

禁口痢疾荞麦面每服二钱，砂糖水调下。(坦仙方)。

痈疽发背一切肿毒。荍麦面、硫黄各二两，为末，井华水和作饼，晒收。每用一饼，磨水傅之。痛则令不痛，不痛则令痛，即愈。《直指》。

疮头黑凹荞麦面煮食之，即发起。《直指》。

痘疮溃烂用荞麦粉频频傅之。《痘疹方》。

汤火伤灼用荞麦面炒黄研末，水和傅之，如神。《奇效方》。

蛇盘瘰疬围接项上。用荞麦（炒去壳）、海藻、白僵蚕（炒去丝）等分，为末。白梅浸汤，取肉减半，和丸绿豆大。每服六七十丸，食后、临卧米饮下，日五服。其毒当从大便泄去，若与淡菜连服尤好。淡菜生于海藻上，亦治此也。忌豆腐、鸡、羊、酒、面。(阮氏方)。

积聚败血通仙散：治男子败积，女人败血，不动真气。用荍麦面三钱，大黄二钱半，为末。卧时酒调服之。多能鄙事。

头风畏冷李楼云：一人头风，首裹重绵，三十年不愈。予以荞麦粉二升，水调作二饼，更互合头上，微汗即愈。《怪证奇方》。

头风风眼荞麦作钱大饼，贴眼四角，以米大艾炷灸之，即效如神。

染发令黑荞麦、针砂二钱，醋和，先以浆水洗净涂之，荷叶包至一更，洗去。再以无食子、诃子皮、大麦面二钱，醋和涂之，荷叶包至天明，洗去即黑。《普济》。

绞肠沙痛荞麦面一撮炒，水烹服。《简便方》。

小肠疝气荞麦仁炒去尖，胡卢巴酒浸晒干，各四两，小茴香炒一两，为末，酒糊丸桔子大。每空心盐酒下

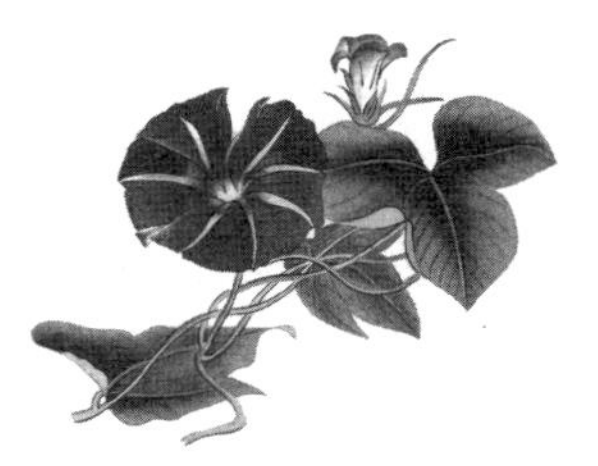

五十丸。两月大便出白脓，去根。孙天仁《集效方》。

叶

【主治】

作茹食，下气，利耳目。多食即微泄。（士良。孙思邈曰：生食，动刺风，令人身痒）。

秸

【主治】

烧灰淋汁取硷熬干，同石灰等分，蜜收。能烂痈疽，蚀恶肉，去靥痣，最良。穰作荐，辟壁虱。（时珍）。《日华》曰：烧灰淋汁，洗六畜疮，并驴、马躁蹄。

【附方】新二。

噎食荞麦秸烧灰淋汁，入锅内煎取白霜一钱，入蓬砂一钱，研末。每酒服半钱。《海上方》。

壁虱蜈蚣荞麦秸作荐，并烧烟熏之。

小　麦（《别录》中品）

【校正】

拾遗麦苗并归为一。

【释名】

来

〔时珍曰〕来亦作秾。许氏《说文》云：天降瑞麦，一来二麰，像芒刺之形，天所来也。如足行来，故麥字从来从夂。夂音绥，足行也。《诗》云，贻我来牟是矣。又云：来象其实，夕象其根。《梵书》名麦曰迦师错。

【集解】

〔颂曰〕大小麦秋种冬长，春秀夏实，具四时中和之气，故为五谷之贵。地暖处亦可春种，至夏便收。然比秋种者，四气不足，故有毒。

〔时珍曰〕北人种麦漫撒，南人种麦撮撒。北麦皮薄面多，南麦反此。或云：收麦以蚕沙和之，辟蠹。或云：立秋前以苍耳锉碎同晒收，亦不蛀。秋后则虫已生矣。盖麦性恶湿，故久雨水潦，即多不熟也。

小麦

【气味】

甘，微寒，无毒。

入少阴、太阳之经。

〔甄权曰〕平，有小毒。

〔恭曰〕小麦作汤，不许皮坼。坼则性温，不能消热止烦也。

〔藏器曰〕小麦秋种夏熟，受四时气足，兼有寒热温凉。故麦凉、曲温、麸冷、面热，宜其然也。河渭之西，白麦面亦凉，以其春种，阙二气也。

〔时珍曰〕新麦性热，陈麦平和。

【主治】

除客热，止烦渴咽燥，利小便，养肝气，止漏血唾血。令女人易孕。

别录养心气，心病宜食之。（思邈）

煎汤饮，治暴淋。(宗奭)

熬末服，杀肠中蛔虫。《药性》

陈者煎汤饮，止虚汗。烧存性，油调，涂诸疮汤火伤灼。(时珍)

【发明】

〔时珍曰〕按《素问》云：麦属火，心之谷也。郑玄云：麦有孚甲，属木。许慎云：麦属金，金王而生，火王而死。三说各异。而《别录》云：麦养肝气，与郑说合。孙思邈云，麦养心气，与《素问》合。夷考其功，除烦、止渴、收汗、利溲、止血，皆心之病也，当以《素问》为准，盖许以时，郑以形，而《素问》以功性，故立论不同尔。

〔震亨曰〕饥年用小麦代谷，须晒燥，以少水润，舂去皮，煮为饭食，可免面热之患。

【附方】旧三，新四。

消渴心烦用小麦作饭及粥食。《心镜》。

老人五淋身热腹满。小麦一升，通草二两，水三升，煮一升，饮之即愈。《奉亲书》。

项下瘿气用小麦一升，醋一升渍之，晒干为末。以海藻洗，研末三两，和匀。每以酒服方寸匕，日三。《短剧》。

眉炼头疮用小麦烧存性，为末。油调傅。《儒门事亲》。

白癜风癣用小麦摊石上，烧铁物压出油。搽之甚效。《医学正传》。

汤火伤灼未成疮者。用小麦炒黑，研入腻粉，油调涂之。勿犯冷水，必致烂。《袖珍方》。

金疮肠出用小麦五升，水九升，煮取四升，绵滤取汁，待极冷。令病人卧席上，含汁噀之，肠渐入，噀其背。并勿令病人知，及多人见，傍人语，即肠不入也。乃抬席四角轻摇，使肠自入。十日中，但略食羹物。慎勿惊动，即杀人。《刘涓子鬼遗方》。

浮麦即水淘浮起者，焙用。

【气味】

甘、咸、寒，无毒。

【主治】

益气除热，止自汗盗汗，骨蒸虚热，妇人劳热。（时珍）。

麦麸

【主治】

时疾热疮，汤火疮烂，扑损伤折淤血，醋炒罯贴之。（《日华》）

和面作饼，止泄痢，调中去热健人。以醋拌蒸热，袋盛，包熨人马冷失腰脚伤折处，止痛散血。（藏器）

醋蒸，熨手足风湿痹痛，寒温脚气，互易至汗出，并良。末服，止虚汗。（时珍）

【发明】

〔时珍曰〕麸乃麦皮也。与浮麦同性，而止汗之功次于浮麦，盖浮麦无肉也。凡人身体疼痛及疮疡肿烂沾渍，或小儿暑月出痘疮，溃烂不能着席睡卧者，并用夹褥盛麸缝合藉卧，性凉而软，诚妙法也。

【附方】新七。

虚汗盗汗《卫生宝鉴》：用浮小麦文武火炒，为末。每服二钱半，米饮下，日三服。或煎汤代茶饮。一方：以猪觜唇煮熟切片，蘸食亦良。

产后虚汗小麦麸、牡蛎等分，为末。以猪肉汁调服二钱，日二服。胡氏《妇人方》。

走气作痛用酽醋拌麸皮炒热，袋盛熨之。《生生编》。

灭诸瘢痕春夏用大麦麸，秋冬用小麦麸，筛粉和酥傅之。《总录》。

小儿眉疮小麦麸炒黑，研末，酒调傅之。

小便尿血面麸炒香，以肥猪肉蘸食之。《集玄方》。

面

【气味】

甘，温，有微毒。不能消热止烦。（《别录》）

〔《大明》曰〕性壅热，小动风气，发丹石毒。

〔思邈曰〕多食，长宿澼，加客气。畏汉椒、萝卜。

【主治】

补虚。久食，实人肤体，厚肠胃，强气力。（藏器）

养气，补不足，助五脏。（《日华》）

水调服，治人中暑，马病肺热。（宗奭）

傅痈肿损伤，散血止痛。生食，利大肠。水调服，止鼻衄吐血。（时珍）

【发明】

〔诜曰〕面有热毒者，多是陈黦之色，又为磨中石末在内故也。但杵食之，即良。

〔藏器曰〕面性热，惟第二磨者凉，为其近麸也。河谓以西，白麦面性凉，以其春种，阙二气也。

〔颖曰〕东南卑湿，春多雨水，麦已受湿气，又不曾出汗，故食之作渴，动风气，助湿发热。西其高燥，春雨又少，麦不受湿，复入地窑出汗，北人禀厚少湿，故常食而不病也。

〔时珍曰〕北面性温，食之不渴；南面性热，食之烦渴；西边面性凉，皆地气使然也。吞汉椒，食萝卜，皆能解其毒，见萝卜条。医方中往往用飞萝面，取其无石末而性平易尔。陈麦面，水煮食之，无毒。以糟发胀者，能发病发疮，性作蒸饼和药，取其易消也。按李鹏飞《延寿书》云：北多霜雪，故面无毒；南方雪少，故面有毒。顾元庆《檐曝偶谈》云：江南麦花夜发，故发病；江北麦花昼发，故宜人。又且，鱼稻宜江淮，羊面宜江洛，亦五方有宜不宜也。面性虽热，而寒食日以纸袋盛悬风处，数十年亦不坏，则热性皆去而无毒矣。入药尤良。

【附方】旧七，新二十一。

热渴心闷温水一盏，调面一两，饮之。《圣济总录》。

中暍卒死井水和面一大抄，服之。《千金》。

夜出盗汗麦面作弹丸，空心、卧时煮食之。次早服妙香散一帖取效。

内损吐血飞萝面略炒，以京墨汁或藕节汁，调服二钱。《医学集成》。

大衄血出口耳皆出者。用白面入盐少许，冷水调服三钱。《普济方》。

中蛊吐血小麦面二合，水调服。半日当下出。《广记》。

呕哕不止醋和面作弹丸二三十枚，以沸汤煮熟，漉出投浆水中，待温吞三两枚。哕定，即不用再吞。未定，至晚再吞。《兵部手集》。

寒痢白色炒面，每以方寸匕入粥中食之。能疗日泻百行，师不救者。《外台》，

泄痢不固白面一斤，炒焦黄。每日空心温水服一二匙。《正要》。

诸疟久疟用三姓人家寒食面各一合，五月五日午时采青蒿，擂自然汁，和丸绿豆大。临发日早，无根水一丸。一方：加炒黄丹少许。(德生堂方)。

头皮虚肿薄如蒸饼，状如裹水。以口嚼面傅之良。《梅师方》。

咽喉肿痛卒不下食。白面和醋，涂喉外肿处。《普济方》。

妇人吹奶水调面煮糊欲熟，即投无灰酒一盏，搅匀热饮。令人徐徐按之，药行即瘳。《圣惠方》。

乳痈不消白面半斤炒黄，醋煮为糊，涂之即消。《圣惠方》。

破伤风病白面、烧盐各一撮，新

水调，涂之。《普济方》。

金疮血出不止。用生面干傅，五七日即愈。《蔺氏经验方》。

远行脚趼成泡者。水调生面涂之，一夜即平。《海上》。

折伤淤损白面、卮子仁同捣，以水调，傅之即散。

火燎成疮炒面，入卮子仁末，和油傅之。《千金》。

疮中恶肉寒食面二两，巴豆五分，水和作饼，烧末掺之。《仙传外科》。

白秃头疮白面、豆豉和研，酢和傅之。《普济方》。

小儿口疮寒食面五钱，消石七钱，水调半钱，涂足心，男左女右。《普济方》。

妇人断产白面一升，酒一升，煮沸去渣，分三服。经水至时前日夜、次日早及天明服之。

阴冷闷痛渐入腹肿满。醋和面熨之。《千金方》。

一切漏疮盐、面和团，烧研傅之。《千金方》。

瘭疽出汁生手足肩背。累累如赤豆。剥净，以酒和面傅之。《千金方》。

一切疔肿面和腊猪脂封之良。《梅师方》。

伤米食积白面一两，白酒曲二丸，炒为末。每服二匙，白汤调下。如伤肉良，山楂汤下。《简便方》。

麦粉

【气味】

甘，凉，无毒。

【主治】

补中，益气脉，和五脏，调经络。又炒一合，汤服，断下痢。（孟诜）

醋熬成膏，消一切痈肿、汤火伤。（时珍）

【发明】

〔时珍曰〕麦粉乃是麸面、面洗筋澄出浆粉也。今人浆衣多用之，古方鲜用。按万表《积善堂方》云：乌龙膏：治一切痈肿发背，无名肿毒，初发焮热未破者，取效如神。用隔年小粉，愈久者愈佳，以锅炒之。初炒如饧，久炒则干，成黄黑色，冷定研末。陈米醋调成糊，熬如黑漆，瓷罐收之。用时摊纸上，剪孔贴之，即如冰冷，疼痛即止。少顷觉痒，干亦不能动。久则肿毒及自消，药力亦尽而脱落，甚妙。此方苏州杜水庵所传，屡用有验。药易而功大，济生者宜收藏之。

面筋

【气味】

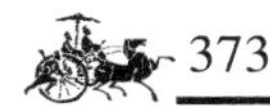

甘，凉，无毒。

【主治】

解热和中，劳热人宜煮食之。(时珍)

宽中益气。(宁原)

【发明】

〔时珍曰〕面筋，以麸与面水中揉洗而成者。古人罕知，今为素食要物，煮食甚良。今人多以油炒，则性热矣。

〔宗奭曰〕生嚼白面成筋，可粘禽、虫。

麦即麨也。以麦蒸，磨成屑。

【气味】

甘，微寒，无毒。

【主治】

消渴，止烦。《蜀本》。

麦苗（拾遗）

【气味】

辛，寒，无毒。

【主治】

消酒毒暴热，酒疸目黄，并捣烂绞汁日饮之。又解蛊毒，煮汁滤服。(藏器)

除烦闷，解时疾狂热，退胸膈热，利小肠。作齑食，甚益颜色。(《日华》)

麦奴

〔藏器曰〕麦穗将熟时，上有黑霉者也。

【主治】

热烦，天行热毒。解丹石毒。(藏器)

治阳毒温毒，热极发狂大渴，及温疟。(时珍)

【发明】

〔时珍曰〕朱肱《南阳活人书》：治阳毒温毒热极发狂发斑大渴倍常者，用黑奴丸，水化服一丸，汗出或微利即愈。其方用小麦奴、梁上尘、釜底煤、灶突墨，同黄芩、麻黄、消、黄等分为末，蜜丸弹子大。盖取火化者从治之义也。麦乃心之谷，属火，而奴则麦实将成，为湿热所蒸，上黑霉者，与釜煤、灶同一理也。其方出陈延之《小品方》，名麦奴丸，初虞世《古今录验》名高堂丸、水解丸，诚救急良药也。

秆

【主治】

烧灰，入去疣痣、蚀恶肉膏中用。(时珍)。